本草四季

沿着二十四节气的脚步

丁兆平／著

康帅　周重建　冼建春／摄影

U0285789

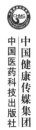

中国健康传媒集团

中国医药科技出版社

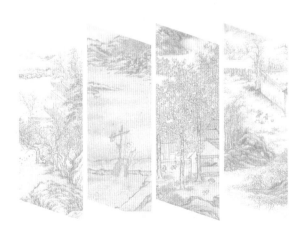

图书在版编目（CIP）数据

本草四季：沿着二十四节气的脚步 / 丁兆平著 . 北京：中国医药科技出版社，2024.6.

ISBN 978-7-5214-4714-9

I. R281-49

中国国家版本馆 CIP 数据核字第 2024Z00R89 号

美术编辑　陈君杞
版式设计　也　在

出版　**中国健康传媒集团** | 中国医药科技出版社
地址　北京市海淀区文慧园北路甲 22 号
邮编　100082
电话　发行：010-62227427　邮购：010-62236938
网址　www.cmstp.com
规格　880×1230mm $^1/_{32}$
印张　10
字数　248 千字
版次　2024 年 6 月第 1 版
印次　2024 年 6 月第 1 次印刷
印刷　北京盛通印刷股份有限公司
经销　全国各地新华书店
书号　ISBN 978-7-5214-4714-9
定价　**55.00 元**

获取新书信息、投稿、
为图书纠错，请扫码
联系我们。

《本草四季》以二十四节气为序，讲述中药故事。把博物常识、故事传说、医理药性、人生哲理融合在一起。作者娓娓道来，将自己对本草深厚的爱浓缩在二十四篇美文中，引领读者从观察本草物候，到参悟"道法自然"的中华文明健康智慧。

　　立春过后，茵陈发陈，野外采春挖白蒿；雨水润杏花，杏是医之果，杏林美名传；惊蛰与春分，"地丁"开花有紫花有黄花；清明时节种百合，谷雨春暮采荠菜。这是"春雨惊春清谷天"里的本草物候。"夏满芒夏暑相连"的节气，又有着金银花开、红蓝花放、端午悬艾草、半夏五月生、黄芩花儿开、莲荷迎盛暑的景致。夏荷秋菊，桂圆款冬，在"秋处露秋寒霜降，冬雪雪冬小大寒"的节气里，同样蕴藏着中华医药宝库的一草一木。

本草的学问，既发源古老，又历久弥新。

进入21世纪，走过新世纪初叶的这些年，全球所经历的前所未有之大变局，将每个国家甚至于每个人都裹挟其中，变局在考验着整个人类的文明与智慧。

中医药学是打开中华文明宝库的一把钥匙。在中国传统文化的历史背景下，儒而知医，博而通药，是再平常不过的事。识万物，化阴阳，闻大道，欲窥中医药学的堂奥，正应当遵循东方哲学的认知与方法，从中医药学观察世界与认识世界的最基本手段与个例出发，参之悟之，循之蹈之。

民族复兴，文明璀璨，也正是迎来中医药守正创新、本草重光的高光时刻。在理想与现实的双重需求下，遵循中医学的身体观、健康观、生命观、疾病观乃至医药观，更多的人们把目光集中到关注本草的学问。本草入门，视角绝佳。欲求本草学问，不妨从一事一物出发。最可直观的四季本草，有着春日的葳蕤，夏日的热烈，秋日的成熟，冬日的收藏，正可从天地间的取药为用，思悟"天人合一"与"道法自然",如何走向"生生之道"。

"万物静观皆自得,四时佳兴与人同。"

无论你是有意还是无意,时光引领我们走过四季,走过春夏秋冬,走过二十四节气。

沿着这样的时光隧道,让我们再回首,沿着二十四节气的脚步,重新走过本草的四季,走过本草的春夏秋冬,寻觅那些药味正浓的草本木本。在每一个节气里,我们暂停脚步,观察身边那些最契合节气的本草物候,探究这些典型个例的本草之性与本草之用,以及从古人到今人的本草之识。由这些契合于四时节气的一味味中药,提供最亲近的视角,带来自己的思考,启发由浅入深或由此及彼的种种参悟,这样的进阶是有助于使人上升到闻天下之大道的高度。正如《万物》甫一开篇所告诫人们的:

"天下之道不可不闻也,万物之本不可不察也,阴阳之化不可不知也。"

新世纪,大变局,中华本草,需要重光天下。本草通识,是值得今人深究的一门提高认知水平的学问,更是让人学会贯通古今的一门实用学问。

道不远人,路在脚下。知之、爱之、好之,是成就学问的基础。在这里,可以汇聚一些志同道合者,同气相求,同行为朋。让我们一同从现在就出发吧!

春夏秋冬四季,涵盖二十四个节气,在每个节气里,让我们稍加驻足,慢慢品味具有本草物候特点的一味味中药。

丁兆平

2023 年 10 月

目录

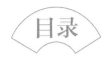

春季
Spring

夏季 Summer

秋
Autumn
季

冬季
Winter

297 大寒（Major Cold）"终有寒尽待春生"

大寒日在公历 1 月 20 日或 21 日。一般是农历十二月的第二个节气。
二十四节气中的最后一个，也意味着冬天的结束。
凌冬开花的款冬花，最是大寒节气里的本草物候。

最是凌冬一种花

春季
Spring

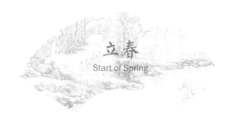

春到人间草木知

立春日在公历2月3日、4日或5日。一般是农历正月的第一个节气。在立春节气里，有着茵陈逢春再发、采而为药的本草物候。

茵陈逢春又发陈／茵陈

"春日春盘细生菜，忽忆两京梅发时。"

恰逢立春日，杜甫忽然回忆起西安与洛阳两京，正该是寒梅绽放的时节。而引出他如此念想的，却因这节气春盘里，装满了细嫩的初生蔬菜。——由吃而延伸至精神层面。

"立春"之立，是开始的意思，而其春，正代表着温暖、生长。立春节气，在古代又名正月节、岁节、改岁、岁旦等。处于又一岁始的立春节气，自然触动人们将心中急切拥抱春意萌发的那扇门户敞到大开。

立春日后，在向大地寻春的脚步里，引

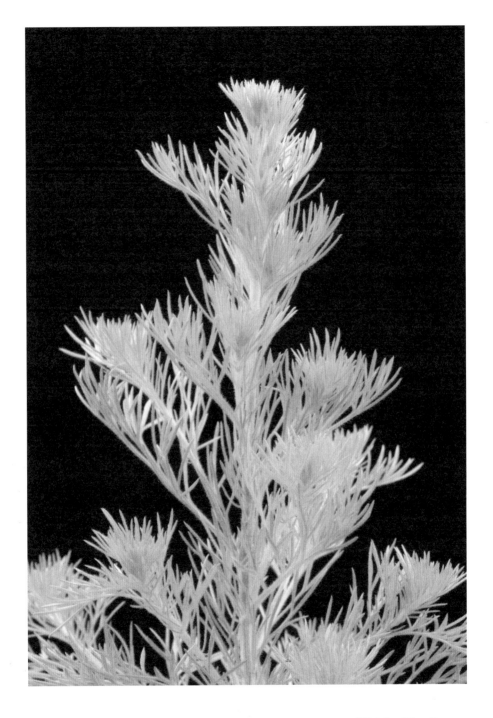

起人们最浓厚春日念想的，就有着逢春又发陈的那种野菜与草药——茵陈。有诗描绘春日采茵陈，正所谓：

"经冬不死春又生，灰白细柔再发颖。早春寻绿到野外，忙采茵陈趁东风。"

采茵陈识春滋味

"二月里刮春风。黑色的土地里，长出了茵陈蒿。碧绿。"

在古代幽燕之地的张家口，汪曾祺体验农作生活后写出了《葡萄月令》。他开篇所抒发的感情，正是茵陈新发为大地带来的浓浓春意。茵陈的命名中，就蕴藏着深深的华夏文化。原来，春日苗生，再次发陈，是其命名的由来。

南朝梁时陶弘景《名医别录》称其茵陈蒿，用"蒿"字来归其大类，记述它："似蓬蒿而叶紧细。秋后茎枯，经冬不死，至春又生。"唐代陈藏器为它释名："茵陈，经冬不死，因旧苗而生，故名茵陈，后加蒿字也"。

中国人，很欣赏春日又发陈的茵陈，是为吃，是为治病，还是为了精神层面的赏春？

春菜春菜，茵陈入口而尝春。

苏轼诗句有说："茵陈甘菊不负渠，脍缕堆盘纤手抹。"为什么呢？还不是因为可以从中品尝春天的滋味！

茵陈嫩苗，自古就有食用的习惯。"青蒿儿即茵陈蒿，春月采之炊食。时俗二月二日和粉面作饼者是也。"过去人们常把它作为救荒菜食用。早春青黄不接时，采挖茵陈、荠菜等早发的野菜，是度荒的选择，扶助人们把生命延续。

在文人墨客笔下，春烹茵陈芽，入口也是唇齿生香，成为令人垂涎的美味。杜甫所写《陪郑广文游何将军山林》组诗十首，其中有句"棘树寒云色，茵陈春藕香。脆添生菜美，阴益食单凉"，把早春茵陈的鲜嫩与春藕的脆香相媲美，足见咬春食鲜是与他时不同的滋味。

北宋苏轼最喜食茵陈苗。他曾在年节之时被派到苏南的润州、丹阳督导赈灾事宜。赈灾时节吃到了伴以花椒烹调的茵陈嫩苗，让他尝到了早春之鲜，于是在《元日过丹阳明日立春寄鲁元翰》中留下诗句："堆盘红缕细茵陈，巧与椒花两斗新。"流传更广的还是他那首《春菜》诗，其中"茵陈甘菊不负渠，脍缕堆盘纤手抹"，竟然就成为专为茵陈书就的广而告之专用语。"不负渠"，乃不负流水、不负时光之谓也。人们该把没有遇见茵陈的春天，视为莫大的遗憾。既然这么说，每一年的春天，你还会错过与茵陈的际遇吗？

明代王世贞曾写有《散句》："坐来薛

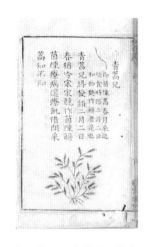

"二月二日春犹冷，家家竞作茵陈饼。茵陈疗病还疗饥，借问采蒿知不知。"明代王磐《野菜谱》中载茵陈并附绘图，指其另有青蒿之名。

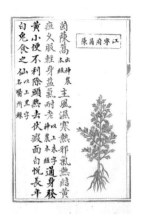

茵陈列《本草品汇精要》草部上品，所绘"绛州茵陈蒿"与"江宁府茵陈"两幅彩图，均非幼苗期，已生出直立茎。

荔时添润，斋罢茵陈尚送香"。他同好友游览南京清凉寺，在遇雨受阻小饮之时，得尝伴菜薜荔凉粉的甜润与茵陈芽菜的清香。生活滋味，难离田野，而且从古至今，田野的药味最是浓缩了生活的滋味。不忘田野，也恰合当代人的缕缕乡愁。

◠ 茵陈药材有时限

来春又发陈，那是因为茵陈是一种多年生的草本植物。它能够经受住严寒和冰雪的考验，借着四季轮回，在春阳中生发，争作第一拨发芽的早春植物。

茵陈当春发，采来当食蔬。寻春的足迹中，采摘茵陈，春菜尝鲜，也构成了春天的故事。

早春，茵陈柔柔的细叶，从宿根上发出，蜷曲抱团。由于它的背面覆有一层灰白色茸毛，绵软如绒，令它不似其他植物专以绽出翠绿色为美。拈花惹草，去采撷它的话，你就会发现，它具有另外一个极其显著的特点，就是富有一股浓郁的药香味儿。

明代王磐撰《野菜谱》，又作《救荒野谱》，图文并茂，就用民歌俚曲之词述说茵陈，它不仅疗饥还能疗病。

"青蒿儿，才发颖，二月二日春犹冷。家家竞作茵陈饼。茵陈疗病还疗饥，借问采蒿知不知。"

说茵陈，必涉药，茵陈可是历史悠久且极为重要的一味常用中药。春日采挖茵陈，既是老百姓最普遍的一种尝春行为，又成为中医人治病必备的一味常用中药材。

清朝赵瑾叔写有《本草诗》，咏吟一味味中药的治病功效。他吟到《茵陈》，终也绕不过淮扬之地在二月二时采来茵陈做成菜饼子食用的习俗。

"旧苗发出更新鲜，黄疸茵陈主用专。散配五苓功不小，叶寻八角力方全。伤寒可令阴黄退，犯火难教湿热损。曾见淮扬二月二，采将作饼俗相传。"

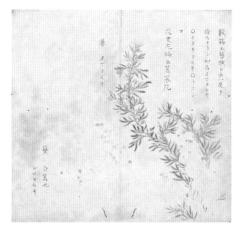

《诗经名物图解》中"蘩"的绘图，注解"蘩，白蒿也"，即茵陈蒿。

毕竟属于蒿草，在度过早春柔弱的苗期之后，茵陈很快就生长得高高大大，那时它真的成为人们眼中最常见的一类蒿草。

茵陈，又称白蒿或茵陈蒿，都强调了它蒿类的属性。"蒿"者，从其字释其义，高大的草类，是古人对野外一大类高大野草的指称。"蒿"字本身可引申为野草，根据颜色不同，就有青蒿、白蒿之分，其他如蓬蒿、蒌蒿、马先蒿之类。

白蒿之名，是从它苗期的叶片颜色而得来的大众俗名。它显白色，是因为它细小的叶片上长满了白色的绒毛。毕竟蒿类野草品种众多，老百姓俗称的白蒿，往往并不限于一种，但茵陈蒿却是其中最主要的、最大类的一种白蒿。"婆婆采，婆婆挖，春天野外找到它。"山东人对它很有感情，把它叫成了"婆婆蒿"。

作为白色蒿草的"茵陈"，是其药材名称，始载于《神农本草经》，列为上品药，初时的"因陈"还缺少了草字头，变身茵陈显然强调了它属于草本。

当有人把它作为蔬菜（家茵陈）种植之后，李时珍曾专门强调说，药用的以野生品山茵陈为优："时珍曰：茵陈昔人多莳为蔬，故入药用山茵陈，所以别家茵陈也。"

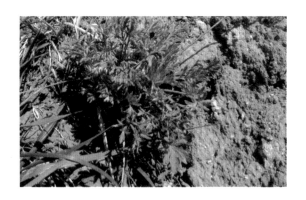

茵陈取来药用，古人春天也采它，秋天也采它。但以明朝为界，产生了从用成熟的茎叶发展到专门取其幼苗的历史演变：大致在明代以前，多于阴历五月或立秋时采集药用，故带蒿字而多称"茵陈蒿"；从明代以后，推崇用其幼苗药效更好，就限于农历二三月间采集幼苗。针对其幼苗药材，本草典籍专称它为"绵茵陈"。

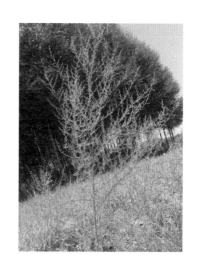

绵茵陈药材，最晚可以采到三月。成年的蒿子不如它，最好还是别供药用。长成的蒿草，就把它当野草供烧火好啦！老百姓基于这样的认识，慢慢地就产生出了一句俗语：

"三月茵陈四月蒿，五月六月当柴烧。"

⌒ 采茵陈更为治病

"春采茵陈夏采蒿，要刨冬花串河郊。"

有人说中医开方就是开时间，自有把病当作"时序"来调整的说头，而中医所开出的治病处方中，那一味味的中药，更是带着一段段鲜明的时间要素，这是否可看作借助于药物的那些时间记忆，帮助病人恢复到他最为恰当的美好时光呢？

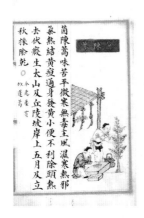

茵陳蒿味苦平微寒無毒主風濕寒熱邪氣熱結黄疸通身發黄小便不利除頭熱去伏瘕生太山及立陵坡岸上五月及立秋採陰乾○叔逵蒿

《补遗雷公炮制便览》卷三茵陈蒿炮制图，显示的是采成熟时期的茵陈蒿入药。

研究考察均证明，古今茵陈用药的基原品种是一致的。中药药性理论，茵陈味苦、辛，性微寒，归脾、胃、肝、胆经，具有清利湿热、利胆退黄功效。

"因陈。味苦，平。主风湿，寒热，邪气，热结，黄疸。久服……"

茵陈始载于《神农本草经》，列为上品，为中医常用的清湿热、利胆退黄要药。茵陈蒿为治黄疸的要药。论治黄疸，中医务必要区分阳黄与阴黄。无论治阳黄、阴黄，皆以茵陈为君药。但针对阳黄与阴黄，须辨证配伍分而治之。也有不适合茵陈的黄疸证型：对于脾虚血亏所致的虚黄、萎黄，禁用茵陈。

茵陈善治黄疸，有几首典型成方可以解说。一首是经方茵陈蒿汤，既见于《伤寒论》又见于《金匮要略》。按张仲景原意，专为治"阳黄"之用。另一首是《张氏医通》茵陈四逆汤，用治阴黄证。中医临床强调应牢记：治阴黄证，茵陈配附子为关键。还有一首经方茵陈五苓散，出自《金匮要略》，主治湿热黄疸。

茵陈五苓散背后，有着一段中医血脉传

承的故事。

李鼎铭是因自己生病开始钻研中医的，他通过自学成为良医。他把中医医术也传承给了自己的血脉。他带领长子李振三在乡村办中医实验所。李振三为父亲做司药，学习中医有成。1943年春天，李鼎铭先生突发肠胃病，李振三亲侍奉药而愈，曾得到父亲"振三学医专心，医术比我有过之无不及，医道深，对我帮助很大"的称赞。李振三从父传承中医药，正体现了中医的血脉传承，代有赓续。

李振三自1952年9月到北京工作，从中医研究院筹备到成立一直从事中医临床。他曾有用经方茵陈五苓散救危的传奇。这一案例由李鼎铭嫡孙女、李振三之女李雪松亲记于回忆录《回忆我的父亲李振三》文中。

有一邓姓女干部，因患痔疮，排便时肛门疼痛流血，被医院诊为"内痔脱出"而住院，施以"枯痔散"治疗。五天后称"痔已枯干"，且已无任何症状，嘱下午出院。不料出院到家才1个小时，病人突然发冷，高热至40℃，头晕乏力，精神不振，嗜睡，不欲言语，食欲不振。只得又入院，经用青霉素治疗无效。两天后，患者出现精神烦躁不安，意识模糊，呈谵妄状态，不能吞咽，须导尿及鼻饲维持，生命垂危。家属要求会诊以抢救其生命。医院当时邀请李振三会诊。李振三为其诊脉后，认为"此湿热郁蒸，身发黄疸。实为湿热发黄而湿偏重也。湿热蒙闭心窍则神昏。脉大仍为病性进展象。"针对湿热黄疸的诊断，急与茵陈五苓散，经水煎后，药液鼻饲给药。患者当夜神志逐渐好转，一般状态改善。深夜三时出现肠鸣矢气，腹胀肠鼓消失，且可进食。次晨，病人神志完全清晰，可以回答问话，能自动排尿，巩膜及皮肤黄染减轻。继服上方，第三日，患者自己能于床上坐起，并要求下床。住院十余天痊愈出院。医护人员及病人统称奇迹。

茵陈除了供煎剂内服，还可以供外用，如煎汤熏洗。黄疸是新生儿期最常见的症状之一。茵陈蒿能治胎黄（新生儿黄疸），也在于它能散肝脏的湿热。

茵陈入口滋味多

药食同源证据多。古人春采茵陈幼苗入药，应该就与茵陈食蔬的习俗有关。而茵陈的食用方法简便且多样。

南宋诗人洪咨夔（kuí）字舜俞，号平斋，其《老圃赋》有云："酺糟紫姜之掌，沐醯茵陈之丝。"酒糟紫姜，醋拌茵陈青苗，都是很有时蔬滋味的小菜，很是勾人食欲。

采撷几款简便实用的茵陈美味，介绍给尚未识其味、今欲尝其鲜者。至于把它叫成茵陈还是白蒿，入乡随俗好啦！

凉拌茵陈

新鲜茵陈嫩茎叶 250 克，白糖、麻油各适量。将茵陈去杂后洗净，入沸水中焯透，捞出洗净，挤干水。切碎放盘中，加入精盐、白糖、麻油，食用时拌匀即成。

此凉拌茵陈色呈碧绿，味道清香，甘甜爽口。有人说可由此而尝春，也有人从药性解释，因它具有利湿退黄、祛风明目的功效，对于湿热黄疸、小便不利、风痒疥疮、两目昏花、夜盲症患者，尤为适合。不过从时蔬的角度，不必过度强调其药性。如此滋味，春天吃上它一二次，可令人从药食同源的角度，加深对生活、对康养的体悟。

茵陈蜂蜜茶

鲜茵陈 30 克，如无鲜品可用干茵陈蒿 10 克代之，蜂蜜适量。将茵陈去杂洗净后，用冷开水适量浸泡片刻，而后滗去水，再加入蜂蜜及开水，浸泡，供饮服，有疏肝利胆的效用。此款植物茶对于黄疸或肝脏炎症有一定的食疗作用。

这里有一知识点，即鲜茵陈的出干率约为 1/4 至 1/5。

香煎茵陈菜饼

将新鲜茵陈洗净控水，切成段，放入碗内。打入两个鸡蛋，加入适量盐，拌匀，再加入一半的玉米面粉和一半的小麦面粉。稍加水，用筷子搅拌均匀，让茵陈裹上一层面糊。平底锅内放油，小火加热，倒入菜糊摊平。小火慢煎，两面翻烙，至两面金黄熟透即可。

此茵陈菜饼口感松软酥脆，有茵陈苗的清香滋味。食用时可配蘸蒜汁或辣椒油。注意面糊不宜太多，否则影响菜饼口感。

研究药物成大家。莫忘李时珍在《本草纲目》记录的"茵陈昔人多莳为蔬"，为了吃它就不单单靠采挖野生的，还专门把它当成蔬菜（"莳为蔬"）来种植。李时珍又说："今淮扬人，二月二日犹采野茵陈苗，和粉面作茵陈饼食之。"他还记载了《食医心镜》中的一款茵陈羹："用茵陈细切，煮羹食之。生食亦宜。"

当今食疗也可煮茵陈粥。为不受时令限制，可使用干品。

茵陈粥

原料：绵茵陈 15 克、大米 50 克、白糖适量。先将绵茵陈水煎，去渣取汁，再入大米同煮粥，加白糖搅匀即可。作早晚餐食用，可清热、利湿、退黄，用于食治传染性肝炎出现小便不利、短赤、食欲不振、身目发黄等。

白蒿麦饭春滋味。食用茵陈最有古风的，是简单地蒸上一锅白蒿麦饭。取来品尝，味道喷香。简单的麦饭是朴实的，无需下过多的调料，仅一味盐就可满足，如此顺其自然，最能让人从中细品大自然的原始意境。

但今人更可丰富其滋味，多加调味，一份野菜时蔬，从中令人享受他时不易得的一种浪漫与奢华。

白蒿麦饭

做法：鲜白蒿洗净，因叶片细小，多多清洗几次。略切至一寸左右，不宜切得太碎。搅拌面粉，里面加盐和调料，让面粉全部糊住白蒿。上蒸笼约蒸 10~15 分钟。蒸后把麦饭放进盆里，再略上细盐，加入辣椒面、蒜泥。烧油，泼上去，搅拌，尽量打散，即可食用。

小诀窍：白蒿拌面时，可加入少许碱粉，能令蒸后的麦饭颜色非常好看。

茵陈可食用，可药用，可欣赏。总之，春日不可负茵陈，不负韶华不负渠。

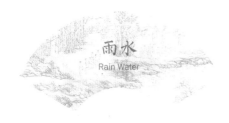

雨濯春尘柳色新
雨水日在公历 2
月 18 日、19 日或
20 日。一般是农
历正月的第二个
节气。
在雨水节气里，
杏花绽放，它成
为中药苦杏仁生
命过程中高光时
刻的本草物候。

杏花春雨
润杏林 ╱ 杏仁

　　"二月红杏闹枝头"，"红杏枝头春意闹"，
所以古人雅称二月为"杏月"。

　　以杏花含苞欲放为引领，大地吐绿，万
物迎春。值此时，"春色满园关不住，一枝
红杏出墙来。"盼春的人们，急切的盼望中
就有看那第一枝杏花的开放。

　　"小楼一夜听春雨，深巷明朝卖杏花。"
现代社会，卖杏花的情景难得再现，亲往郊
外观杏花景致的人群越来越多。

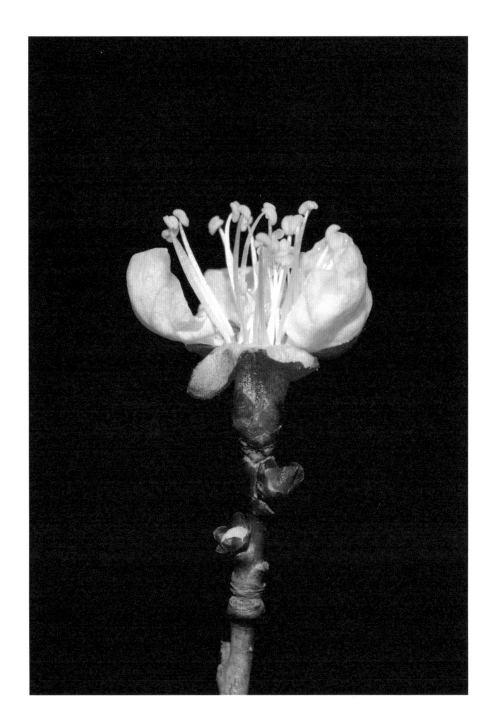

杏花杏果联想多

阳春二月看杏花。最惊人的一瞥是，一夜春风，吹开满树杏花的粉红。心中的感怀无以言说时，就想到借唐代王涯《春游曲》的诗句来抒发：

"万树江边杏，新开一夜风。满园深浅色，照在碧波中。"

昨日看花花灼灼，今日看花花欲落。述说杏的药用，主角是杏仁，需要从杏果来展开，结出杏子，自然是杏花开败之后的事了。

人们都说甜杏、甜杏，那杏儿是甘甜的。相似的果，品酸者可选梅，品甜者当选杏。杏与梅是近亲，杏有一别名叫作甜梅。

杏乃医之果。杏更有"人间圣果"之称。杏树可是中国人老祖宗的宝贝树。

公元前的典籍《管子》中就有"五沃之土，其木宜杏"。稍后的《山海经》也有"灵山之下，其木多杏"。国人种植杏树的历史是悠久的。

虽然人们耳熟能详的是"杏花春雨江南"，原来江南并不是杏仁的主要产区。其实，寻向我国产杏最多的地方，要数新疆。

新疆天山，龟兹（qiū cí）古国。库车有杏，甜在心窝。

库车是中国杏树的传统种植区。《大唐西域记》中就说屈支国多杏。屈支国即龟兹国，汉时西域三十六国之一，清朝时更名为库车。清末湖南人萧雄在新疆漫游，他称赞从焉耆到库车一带，"山南山北杏子多，更夸仙果好频婆。"频婆即苹果。萧雄还注说："江南多杏，不及西域，巴达克山所产，固为中外极品，而天山左右者亦佳。"

即使现在的库车乡村，也几乎家家农户都有杏树。换个说法强调一下，就是"几乎找不到一家没有一棵杏树的农户"。

"人间四月芳菲尽，山寺桃花始盛开。"

花开早晚自有异。桃花是这样的，杏花也如此吗？

是的。作家沈苇告诉我们说："一般说来，城里的杏树比郊外的先开花，平原的杏树比山区的开花早，这是气温差异造成的。"

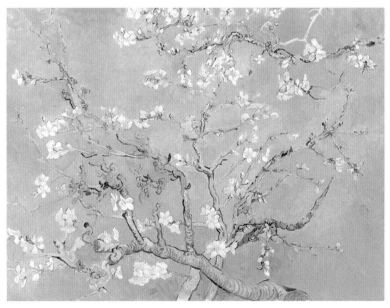

《盛开的杏花》，文森特·梵高创作于1890年。杏树早在二月开花，是春天的象征，梵高将其作为礼物赠送于弟弟提奥·梵高的新生儿文森特·威廉。

这些是多数人都知道的，但也有许多人不知道的：杏的老树总是比新树先开花。这究竟是为什么？难道开花也是一种技艺，先行者总是比新人更为娴熟、更为出色吗？

杏树对人类的奉献是巨大的。新疆人有吃不完的杏。沈苇在《植物传奇》中说：

一棵果树就是一座生长着的矿藏，人取自一株杏树的东西是源源不绝的。四五月间，将青杏子煮在玉米粥或汤面里，取其酸味，做出来的食物味道更好。夏至前后，杏子黄熟，人们基本上以杏子为"糇（hóu）粮"了。吃不完的杏子晾制成杏干，宜于保存，一直可以享用到第二年，与下一季的鲜果衔接上。做抓饭时放一些杏干，通常是必不可少的。杏子还可以酿酒，熬制果酱。从前，库车的维吾尔人用杏子和桑椹制作一种混合果酱，味道绝佳，装在葫芦里经三四年而不坏。

——人取自一棵杏树的，其实是一棵杏树的慷慨和恩赐。

⌒ 杏林自古美名扬

杏树有典，曰杏坛，曰杏林。杏林是中医界的美称，杏与中医有不解之缘。

东晋葛洪《神仙传》记载：三国时期有位名医叫董奉，字君异，隐居在江西庐山。他医术高明，医德高尚，给人治病从不收医药费，只让治好的病人在他的住处周围种上几棵杏树。这位被誉为仙人圣手的董奉救人越多，周围种植的杏树就越多。经过数年，所种的杏树竟有十万余株。这一大片杏林郁郁葱葱，被称为"董仙杏林"。杏子成熟后，董奉就用杏子换来稻谷，救济贫苦百姓。

本于董仙杏林的美誉，后来人们对医术高明、品德高尚的中医，常用"誉满杏林"或"杏林春暖"等词给以赞誉。

另据传说：有一次一只老虎张着大口来到董奉住处，有求救状。董奉仔细观察，见老虎的咽喉被一兽骨卡住。他冒着生命危险，从虎口中取出骨头。老虎为了报答救命之恩，从此不愿离去，而为董奉看守杏林。中医诊所或中药店堂常常挂有"虎守杏林"的画轴或条幅，喻医术高超，就本于这一典故。

庐山曾有神仙住，欲寻杏林今何在。有的人会心生疑问：当年董奉的杏林，是否踪迹仍存？

1991年，一支考察队在庐山山南考察，于一墓穴中发现明代归宗寺主持果清禅师的《重兴归宗田地界址碑记》和有关图刻。碑记和图刻详细记载了董奉杏林、杏坛庵和庵产的情况，指出杏坛庵在陶渊明醉石以东的般若峰下，庵产方圆百里。

经过认真考查和论证后确认，董奉的杏林故址，应当在距九江闹市约十公里的庐山莲花峰下的龙门沟。可惜的是，经过了沧海桑田的变迁，这儿的杏林今已不复存在，代之以茂密的竹林和其他树木。

董奉在庐山曾留下颇多遗迹，如他居住的杏林草堂，称为董奉馆，后在此处又曾建杏坛庵；有后人祭祀的太乙宫、真君庙、太乙观、太乙祥符观等；有伏虎庵，是董奉"虎口取骾"和"虎守杏林"的遗址。董奉在庐山隐居数年，经他治愈的患者，以他施医的居所为中心，向周边延展种植杏树，回报他的救治之恩。因此，庐山脚下几乎都成了董仙杏林，面积当有数千亩。

董奉隐居庐山施医济世，开创了人与自然生态和谐共荣和药食同源的杏林园。自古至今，医者救人于危急，杏林春暖佳话多。如元朝有位严子成，在书画家赵孟頫病危时，出手将他治愈。赵孟頫特意画了《杏林图》相赠。

杏树奉献给人类的杏仁有苦有甜，可不能只耽于味甜者的甜美和温柔，那些味苦的更有火烈的毒性，成其治病之专能。苦的杏仁毒性大，足以害人，多食可以致人死亡。"毒药入口"曾被一些无知之人作为反对中医药学的理由，但正是因为苦杏仁有毒性，可以用来治病。

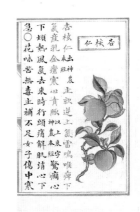

杏仁列《本草品汇精要》果部下品，所绘"杏核仁"彩图示杏的叶与果特征。

◠ 医之果是肺经药

麦熟杏黄布谷叫，杏果新尝留杏仁。

在尝鲜了新杏之后，苦杏仁是不宜食用的，然而决不可丢弃它！苦杏仁最大的用处，就是适时收集好它，专供中医入药用。

杏林之典，成就了杏乃医之果。医之果，重在果仁，尤其是苦杏仁，主供药用祛疾。

杏仁入药始载于《神农本草经》，原称为"杏核仁"，列为下品。《神农本草经》给中药分类为上中下三品，"上药养命，中药养性，下药治病"。简单地解说，即上品多为无毒的补益药，中品多为无毒或微毒，下品多为有毒且性烈。由杏仁归于下品药，则药用的苦杏仁有毒是可知的常识。

中医应用杏仁入药疗疾，强调使用苦杏仁，正是基于长期实践验证的结果。苦杏仁的来源多种，有山杏、西伯利亚杏、东北杏或杏，必须是味苦的种仁。药材的加工，是从杏核中取出杏仁晒干，沸水浸泡后搓去皮尖，用时捣碎，所以有时在入药时写作"杏仁泥"。苦杏仁药材主产三北地区即华北、东北、西北。

中医学认为，五色（青、赤、黄、白、黑），五味（酸、苦、甘、辛、咸）与五脏（肝、心、脾、肺、肾）之间是互有联系的。药入五脏，苦杏仁是专门的"肺经之药"。为什么？因为它色白。五行理论是中医学简单而概括的说理工具。

《神农本草经》中首言杏核仁"主咳逆上气"，确认了苦杏仁宣肺而止咳化痰的主要功效。苦杏仁为肺经之药，善于宣肺祛痰、润燥下气，

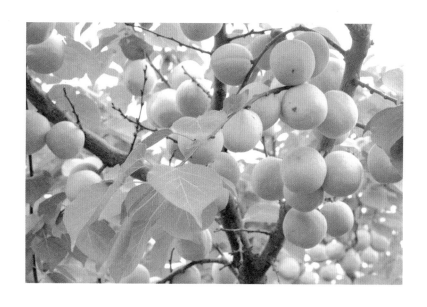

被誉为中医最常用的止咳化痰药。

治肺疾正可巧选苦杏仁。冬季是肺病咳喘的多发季节，治病调养，用到苦杏仁的情形比较多。

中药是中医手中的兵，"用药如用兵"。所以可以将苦杏仁形象地比拟为肺经的"工兵"。"肺主气，司呼吸"，中医治咳喘，首先就要考虑解决肺脏的问题。杏仁组成的不同处方，可视为苦杏仁这一"工兵"参加的不同的特种部队，自然，它们的主攻方向有所不同。

宋朝著名方书《杨氏家藏方》中有"杏仁煎"，用苦杏仁配核桃仁治疗虚喘咳嗽，应用主体是肺肾两虚的中老年人：

"杏仁（去皮尖，微炒）半两，胡桃肉（去皮）半两。上件入生蜜少许，同研令极细，每一两作一十九。每服一九，生姜汤嚼下，食后临卧。治久患肺喘，咳嗽不止。"

老年人易发咳嗽、喘憋、痰多等，与肺肾功能下降有关。像杏仁煎这样寓药治于食治，长期应用，慢慢调理老年人久喘久咳，是一种不错的选择。

于是，文献中的这则杏仁煎，就被现代人变通为食治药膳，给予了"蜜饯双仁"的名字。既然是食治，药用的苦杏仁被食用的甜杏仁所代替。制作方法很简单：

取炒甜杏仁、核桃仁各250克，蜂蜜500克。先将甜杏仁放入锅中，加水慢火煮1小时，煮的过程中可用勺把杏仁碾碎，加入切碎的核桃仁，煮至汁稠，加入蜂蜜，用文火边加热边搅拌，再煮沸即可。晾凉后放入容器中，可备随时取用。它颇适合肺肾功能虚弱的中老年人，可每日二三次适量食用。

这实际上又是一则杏仁核桃膏方。膏方补虚显其长。该食疗方补肺益肾、止咳平喘，特别适宜于中老年人肺肾两虚型久咳气喘症。

中医膏方进补，冬令尤为时兴。另有一首复合杏仁膏方，搭配了五味药物，在秋冬滋补的膏方中，被推荐为十大润燥养阴膏方之一，它就是杏仁膏。

制备方法：取甜杏仁（或在医生指导下选用苦杏仁）、枇杷叶、北沙参、川贝母、阿胶各 100 克，生姜汁 70 毫升，蜂蜜 200 克。将阿胶捣碎为末，与以上各药同放入砂锅，用小火煎熬 1 小时，去渣滓后，药液逐渐蒸发水分以收汁，最后加入蜂蜜收膏，瓶贮备用。此膏可供每日两次服用。功可润肺止咳，清热化痰。适用于咳嗽痰稠、久咳不愈者，在秋冬季节调养平复。

⌒ 杏仁润下治便秘

中医学认为"肺与大肠相表里"。简化后也许有点失真的解说：呼吸与排便这两件事其实互有联系。

2011 年媒体报道了一项来自日本奈良女子大学的研究，研究是通过严格对照进行的，观察了胸罩束胸对女性排便的影响。结果是穿胸罩影响排便，容易引起便秘。推测原因，胸罩对胸部皮肤的挤压，会对副交感神经的兴奋产生抑制作用，而肠道的蠕动与消化腺的运动都与副交感神经有关。同时，皮肤受到挤压，还会导致唾液淀粉酶浓度下降，进而影响到食物消化。而且胸罩的物理约束，会影响到食物在消化道中的行进速度。于是，束胸就影响到了排便。

对此，如果用中医理论来进行解释，我想正可以用"肺与大肠相表里"加以说明，束胸影响肺气，因肺而影响到大肠的排便功能。

中医治病时，宣肺可有利于通便。苦杏仁归经，恰入肺与大肠经，它不仅有宣肺的功能，而且能润下。医药恰如卯榫相对，苦杏仁的药性恰与中医学"肺与大肠相表里"理论相合。

杏仁味苦质润，它是含有油脂的。苦能下气，润能通秘，苦杏仁常用于治疗大便秘结、老年便秘、产后便秘等症。含有苦杏仁的五仁丸，就是主治老年人便秘的一首代表方。

五仁丸载于元代危亦林《世医得效方》，系转引自更早的《澹寮方》。此方将富含油脂的五种果仁——桃仁、杏仁、松子仁、柏子仁、郁李仁汇集在一起，再配上理气行滞的陈皮，全方能够润燥滑肠为用，特别适用于老年人津亏肠燥便秘或产后血虚便秘。

老年人的身体变化是身体的衰老导致饮食与活动均减少，胃肠蠕动减低，消化吸收功能差，体液也减少，即阴津随年龄增长而逐渐亏耗等，所以易出现习惯性便秘。五仁丸对此具有针对性治疗作用。

养老奉亲是美德。古人有"为人子者

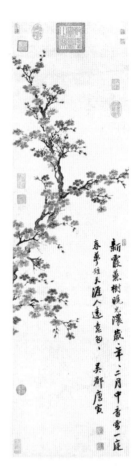

明代唐寅《杏花图》，题识："新霞蒸树晓光浓，岁岁年年二月中。香雪一庭春梦短，天涯人远意匆匆。"

不可不知医"之说，考此语出自《旧唐书·王勃传》："（王）勃尝谓人子不可不知医。"这一孝道之举，最被习医者所推崇。清代黄凯钧（1644－1911）《友渔斋医话》就以"为人子者不可不知医"为篇名，论述知医行孝的观念。老人膝下的子女们，面临奉亲养老，确有知医识药的现实需求。中国传统文化倡导家庭和谐与人文关怀，正有如"事亲者当知医"的观念。

⌒ 饕餮解馋饮杏酪

杏仁有苦、甜之分，本是普通百姓都知道的生活常识。

农历六月，小暑前后，是新疆吊干杏集中上市之时。天堑通途，坐享便利。泰岱济水，海右泉城，暑期的我在济南家中，现今也能方便地享受到这一珍贵的果品。吃了香甜的杏肉，还不忘咬开杏核，吃它的杏仁，细嚼慢咽，那甜甜糯糯的杏仁，滋润和香甜了心肺，营养了全身。这是新疆吊干杏的一杏两吃，绝对不可以浪费或忽视。

但我还是关心吊干杏它究竟属于杏的哪一种，于是查到了它的植物拉丁学名*Prunus armeniaca* 'Diao Gan'。打破砂锅问到底之后，证明它确实不是药用的苦杏仁来源。吊干杏全是甜杏仁，它只能供食用，或者只能在"上工"的手中寓食于治时运用它。

如果从植物发生学的观点来考察，则最初的杏仁当没有甜的，它的苦味正是具有毒性的"标志"，因为它含有氢氰酸。苦苦的杏仁，才能保护自己的种子不被动物侵害，这也许是杏仁含毒的本意。但缘于人类种植杏树后经过长期的驯化或杂交，使得其中出现了甜杏仁的变化。

甜杏仁无毒而供食用。有不少的人喜欢杏仁的风味。文献中的一款杏仁茶正可自制后享用。

这款杏仁茶又称杏仁酪或杏酪。清初朱彝尊《食宪鸿秘》中记载了杏酪的做法：

"京师甜杏仁用热水泡，加炉灰一撮，入水，候冷，即捏去皮，用清水漂净，再量入清水，如磨豆腐法带水磨碎。用绢袋榨汁去渣，以汁入锅煮熟，加白糖霜热啖。或量加牛乳亦可。"

这说明杏仁茶的制作在清早期就已成型。清末翰林学士、陕西人薛宝辰《素食说略》载述杏仁茶汤，制作也较为类似："糯米浸软，捣极碎，加入去皮苦杏仁若干，同捣细，去渣煮熟，加糖食。"这样的杏仁茶汤，香甜适口，滋味颇佳。清代雪印轩主《燕都小食品杂咏》专咏"杏仁茶"的那一首诗是极传神的：

"清晨书肆闹喧哗，润肺生津味亦佳。一碗凉浆真适口，香甜莫比杏仁茶。"

从安全的角度，不忘提醒所有人：药用苦杏仁，务必防中毒。食用甜杏仁，也宜存细心。如食用凉拌杏仁小菜，须用清水充分浸泡，再敞锅蒸煮，同时注意不宜一次吃得太多。

杏林医之果的知识，妥妥的人间大爱，妥妥的药食智慧，妥妥的医学温度，妥妥的取利避害。

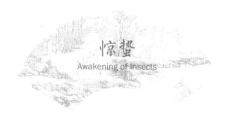

惊蛰

Awakening of Insects

蛰虫初醒草木舒
惊蛰日在公历3
月5、6或7日。
一般是农历二月
的第一个节气。
在惊蛰节气里，
有着紫花地丁绽
蕾开花的本草
物候。

根植大地称"地丁" / 紫花地丁

春天来了，草地绿了。

从草地上寻找小花。蓝色的婆婆纳星星点点的，好渺小啊。蒲公英开放了黄色的花，足够热烈。我却专门要寻找那种开紫色花儿的——众多堇菜中最特殊的那一株，它是堇菜同类中能供药用最出名的。

它有个大名叫"紫花地丁"。地面上的野草，早春开出紫花的，最为大家熟悉的，莫过于它了。紫花地丁更是春天里开花的一味良药。

堇菜属植物，包括紫花地丁和它的同类早开堇菜两种植物在内，一年多次结果，是

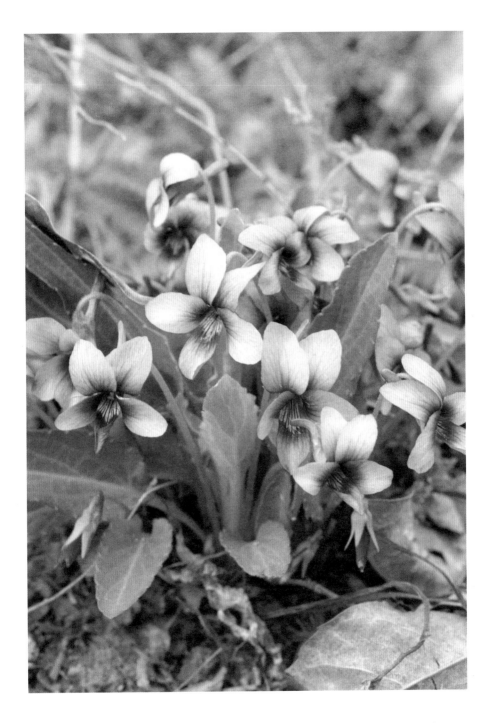

其特殊之处。它们伪装得"好像"每年只在春天开一次花，但新的果实却是"层出不穷"，可以一直持续到深秋。

特殊的紫花地丁

大地，母亲。

人们为什么深情地称大地为"母亲"？因为人类的繁衍离不开大地的哺育。

就有那么一种野草、野花，普通而广泛地生长在人类活动的所及之处，与人类密切相伴。它铺地而生，碧绿可爱，花开而盛，冬枯春荣，春风吹拂又一年，根植大地永不弃。

古代的人们早就发现了它的习性，它是那么深深地爱着大地，把它的根像钉子一样深入到土壤中去，于是就给它起了一个名字叫"地丁"。

它既是野外生物可啃食的对象之一，也曾为古人果腹充饥。明朝开

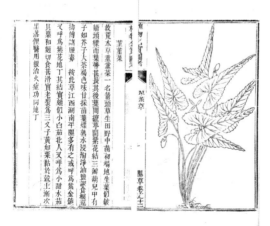

《植物名实图考》中的堇堇菜（梨头草）一般视为紫花地丁药材来源，但现代植物分类上与紫花地丁品种不同。

国皇帝朱元璋第五子朱橚，编写了一部《救荒本草》，其中就有它的身影，强调它可用于救荒度饥年。人们从应急救荒到发现它更多的益处。在许多很相近的地丁中，就有那些专门开出紫艳艳花朵的，人们发现它有很好的药效，能为人治病疗疾，于是，更明确而特指地将它命名为"紫花地丁"，慢慢地，它成为中医手中治病用的一味良药。

紫花地丁是那样的普通而广泛可见，它就散生或群居于田间、荒地、山坡草丛，甚至林缘或灌丛中。就连农家庭园中的土壤，也可成为它的家园，在较为湿润处常常生长或群集形成小群落。

曾经有一段美文让我深有同感："想必那些和我一样喜欢它的人们，也与我有着同样的情感：严寒刚过，满眼依旧苍夷，在我们对春天的迟来有些失望的时候，却意外地发现自己的脚边有一小丛紫花地丁，嫩嫩的茎、翠绿的叶和紫色的花瓣，极其不寻常地突立于枯黄之上，散发着浓浓绿意以及昂扬生机，充满了神秘的高贵与淡淡的忧伤。"

原来，赞美紫花地丁的美文早有人写好了，真是"眼前有景道不得"，我还是该重点写好如何参悟它的药用。

紫花地丁，古老的《诗经》中可寻到"堇荼如饴"之句，具体在《诗经·大雅·緜》："周原膴膴，堇荼如饴。"堇，《尔雅·释草》释曰"苦菜。"《毛诗·诂训传》曰："荼，苦菜也。"可见"堇"与"荼"都是味苦的野菜。饴，即糖，软糖。膴膴（wǔ），肥沃的样子。由之，诗句表达周人这样的念想或者期盼——

周原这块土地多么肥美，像堇、荼这样的苦味野菜野生野长，那日子就该像饴糖一样甜了。

虽本味是苦的，古人却能从中品出像饴糖般的甘甜，都因为古人能

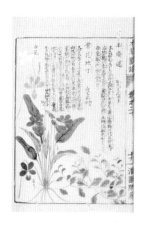

日本江户晚期绘本《本草图谱》卷二十紫花地丁绘图。

入口的野菜太过局限，许多的植物还不敢轻易入口。在中国最早的农书《夏小正》中，记录古老的蔬菜品种只有韭、芸（芸薹）、瓜（甜瓜）、堇、蘩、蘵（龙葵）、卵蒜（薤白）七种而已，其中的堇妥妥的属于野菜。

早春的野堇菜，嫩叶微甜，略透着清香，踏春采摘后，用沸水一焯，做成菜团，聊以充饥。古人吃这野菜果腹，就真的品出了生活的甘甜。用不着怀疑那老太太为何只是想念吃口野堇菜，正史中有着"地生堇菜"的孝道佳话在流传。

> "曾祖母王氏，盛冬思堇而不言，食不饱者一旬矣。殷怪而问之，王言其故……"

据二十四史之一的《晋书·刘殷传》记述，在东晋十六国时期，前赵名士刘殷七岁时丧父，其性情至孝，他专门为曾祖母在寒冬时节苦苦寻找野堇菜，以致感天动天。故事是这样的：

刘殷的曾祖母王氏，在隆冬时想吃堇菜又说不出口，有十天的时间饭都吃不饱。刘殷感到奇怪就问她，曾祖母告诉了他。当时只有九岁的刘殷，就到泽中哭泣，诉说自己不孝之罪：曾祖母想要吃野堇菜却得不到，皇天后土，真希望您降下哀怜。刘殷半天哭声不断，朦胧中好像听到有人对他说，别哭了。刘殷停住哭声，看见周围的地上竟然生长有堇菜，于是挖了一些带回家，奉于曾祖母以解思念之馋。

堇菜生于野，身边很常见。人们认识了它以及它的同类们，后来就在植物分类学中归类到了堇菜科。

有人说这"堇"就是紫花地丁，似并非妄言。紫花地丁，俗称野堇菜，确实是味苦的一种野菜，它没少为古人果腹。宋代薛田的咏蜀诗《成都书事百韵》中有诗句："地丁叶嫩和岚采，天蓼芽新入粉煎"，显然把食用地丁有意描绘出一些诗情画意。

明代《救荒本草》记载了救荒时如何食用它来充饥：

"堇堇菜，一名箭头草，生田野中。苗初撷地生，叶似铍箭头样而叶蒂甚长。其后叶间撺葶，开紫花，结三瓣蒴儿，中有子如芥子大，茶褐色。叶味甘，救饥采苗叶炸熟，水浸淘净，油盐调食。"

近距离而且细心地观察，你会发现紫花地丁草的神奇：

紫花地丁是堇菜科中最具代表性的种类，也是较早迎接春天的野花。堇菜科的许多种堇菜，它们的花型都基本相似，两侧对称，萼片与花瓣均为5数，下方一花瓣延伸成一个囊状的结构，叫作"距"。《说文》解说："距，鸡距也"。本是指鸡爪子上往后长的脚趾。堇菜科的花朵就有这样的"距"。紫花地丁的颜色比较紫，"距"特别长，距和花同一种颜色，也算是一个识别特征。

紫花地丁有一种很奇怪的现象，就是在夏秋季节，虽然没有花，但是一直结果实，全年不断。其实这个时候，它也是花开不断的，只是这个时候的花叫作"闭锁花"，你看不到它外在的鲜艳花瓣，要观察到并不太容易。它的闭锁花底部膨大，先端逐渐变细，和小的花苞没什么两样，剥开萼片看没有花瓣，两个花药雄蕊直接贴在柱头附近。花开完后，就会不停地有椭圆形的果子举起来。闭锁花完全是自花授粉。

这真是一朵绝顶聪明的花！它既能用开放花争夺早春的传粉昆虫，又能用闭锁花保证繁殖。在干扰强烈的环境比如城市中的草坪上，堇菜科产生的闭锁花数量和结果率都远远大于开放花。

这种花居然是有香味的。因为我用心不够，很多时候都没有注意到。还是在英国自然学家理查德·梅比的《杂草的故事》中才看到：

"堇菜是野生花朵中气味最为香甜的，莎士比亚常在作品中提及它。"

一味灵药能解毒

说到"紫花地丁"这一中药名，其实还是在本草著作《本草纲目》中首载的，李时珍说它："处处有之。其叶似柳而微细，夏开紫花，结角。"人们采集它的全草入药。药材就来源于堇菜科植物紫花地丁的干燥全草。一般在春秋二季采收。

堇菜科植物属草本，植株虽小，种类却不少，全国约有110种，以北京为例，就生有十几种不同的堇菜。不同品种的堇菜品种花色繁多，但多为紫色，这种色彩有个专有的名称，叫作"堇色"，又叫堇紫色。

小孩子们围着白胡子的中医老爷爷，听他讲治病的神话故事：

从前啊，山上有个尼姑庵，庵里有一漂亮的尼姑。有一天，尼姑突然患了"搭背疮"。她生疮之处又红又肿，热乎乎的，后背隆起像一个大馒头，疼痛难忍。怎么办呢？山高水远，求医无望，又不好意思跟别人说。这尼姑天天诵经念佛，或是感动了佛祖，晚上做了一个梦。梦中得到治疮的办法，是用紫花地丁和白面，再醋浸一夜，然后贴到背上。醒来后，尼姑赶快去山中采来了紫花地丁，如法一试，果然几天后就慢慢好了。

释"搭背疮"：过去又称"手够疮"，是民间对后背痈疽疮的俗称。意思是指患者本人反手后背能够着的地方出现的疮疖。搭背疮因生在背部肌肉及脊椎神经较密集的地方，所以破坏性较大，初起时红肿热痛，后逐渐化脓突起直至溃破。

听了这样的神话，有没有小朋友会向更深处思考——

紫花地丁能治病，它是从梦中得来的经验？还是老爷爷的老爷爷从尝到它的味道，慢慢地认识了，经过了一代又一代才传下来的呢？

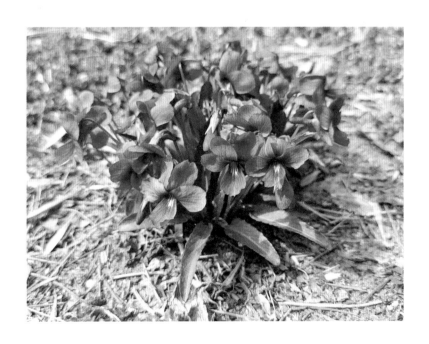

紫花地丁，始载明代朱橚《救荒本草》：

"堇堇菜，一名箭头草。生田野中，苗地塌地生。叶似铍箭头样，而叶蒂甚长。其后，叶间窜葶，开紫花。结三瓣蒴儿，中有子如芥子大，茶褐色。"

经过李时珍《本草纲目》的收载，可以说确立了它正统的中药身份，自此成为一味普通又常用的中药材。山东、河南等黄河流域与江苏、安徽、浙江等长江中下游之地，是这种药材的主要产出地。

说到治病，人们往往一上来就非常直接地询问：紫花地丁是什么药？简而言之，它是中医所用的一味清热解毒药，可内外兼用。根据中药药性理论，紫花地丁味微苦、性寒，归心、肝经，具有清热解毒、凉血消肿的功效。

⌒ 地丁自可治疔疮

"叶似犁头根似钉，钻地拔脓有神功。"

一句顺口溜，描述了紫花地丁的治疮拔脓功效，充分得到人们的首肯。

"是疮不是疮，先喝地丁汤。"在山东淄博老乡蒲松龄（1640－1715）的著述中，不仅有"写鬼写妖高人一等，刺贪刺虐入骨三分"的《聊斋志异》，还有普及中医药知识的地方戏曲剧本《草木传》。唱词中说紫花地丁，就以它治疮为由头，并引出了地丁汤。

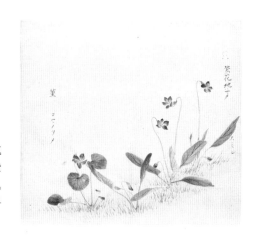

《诗经名物图解》中的紫花地丁与堇菜绘图，显示出紫花地丁叶片较狭长的特点。该书约绘制出版于嘉永元年（1848）。

　　紫花地丁对血热壅滞、红肿焮痛的疮痈、丹毒等症，是一味常用的药材，在治疗疔疮热毒、痈肿发背等症时可用为主药。针对热毒壅盛之时，内服可配伍金银花、连翘、野菊花等同用；外用时，可取新鲜的紫花地丁草，捣烂外敷疮痈局部。

　　中医治病求实效，溯本求源更有根。先解说紫花地丁的外用，上面白胡子老爷爷所讲尼姑治背疮的故事，原来是有忠实出处的，当本于李时珍《本草纲目》卷十六"紫花地丁"的附方：

　　痈疽发背，无名诸肿，贴之如神：紫花地丁草，三伏时收。以白面和成，盐醋浸一夜贴之。昔有一尼发背，梦得此方，数日而瘥。（孙天仁《集效方》）

　　民间多传神话，知医识药有用。现实中，有位胡本先生在《中国中医药报》讲述，20 世纪 70 年代他正值孩提时代，有一年患上了痄腮，腮腺肿大，脸肿胀疼痛到难以张嘴吃饭。妈妈撂下农活想办法来治，她带着小胡在田野里打一种开紫花名叫地丁的植物。挖了满满一大把，回家洗净，加上一块白矾，在石臼里捣烂，用块纱布敷到他肿胀的脸上。结果，第二天就开始消肿，轻松了许多，用了几次就痊愈了。

用紫花地丁烟熏治疮肿的外治方法，金元四大家之一的张从正在《儒门事亲》卷十五有专门的介绍：

> "紫花地丁，上取根晒干。用四个半头砖，垒成炉子。烧着地丁。用络坯砖一枚盖了，使令砖眼内烟出，熏恶疮。出黄水自愈。"

提到紫花地丁的内服成方，可以找到一首"紫花地丁散"，它又有一个"消毒汤"的别名。初听此名，会不会让人觉得这是一个不中不西、又中又西、糊里糊涂的名字？但当你真正了解它的出处，就会消弭这样的误解。

明代时编撰有一部影响巨大的大型方书《普济方》，共426卷。为明代朱橚、滕硕、刘醇等编于洪武二十三年（1390年）。本书博引历代各家方书，兼采笔记杂说及道藏佛书等，汇辑古今医方。《普济方》在卷二七五收录了《德生堂方》中的一则成方，这就是"紫花地丁散"。在明代编撰有另一本方书《袖珍方大全》，共八卷，系明代李恒奉朱元璋第五子、被封为周定王的朱橚之命编辑的，因此人们又称此书为《周府袖珍方》，后世多简称为《袖珍方》。在《袖珍方》卷六，将出自《德生堂方》的此方另命名为"消毒汤"。其方有清热解毒、消肿止痛功效，对发疹发斑、热毒疮痈等诸毒恶疮肿痛有良好疗效。后人称赞此方实为一首解毒妙方。

> "你的歌声，你的身影，永远印在、我的心中……"

这熟悉的歌词来自歌曲《乡恋》，她令你思念故乡的那山那水，那人那物。

无论你的故乡在哪里，你都应当与它相遇过。提到故乡的那些熟悉的身影，其中该不该有一株紫花地丁呢？

回想我自己，就万分感叹年少时的无知和肤浅。虽然从小就识得它的身影，也喜欢她们的美丽，但那时并不熟知它，又何谈对它有着怎样的感情？！

在父母都已经远行之后，有一年我回到老家老屋，在院落石墙根的缝隙中，看到几株紫花地丁，兀自生长在那儿，结出的籽儿，坐满了小船样的三角果荚。我心中顿生起莫名的情感。跨年后再回来，我又看到了它在那儿再生的模样……

岁月久远，细观依然。它们仍然会把它最真最美的一面带到我的身边，无论经历多久，都一如从前。一切都发生在不经意间。时至今日，我算得上认识紫花地丁了吗？我不敢肯定！

莫忘记每年春天应时的季节，去欣赏那美丽的紫花地丁。

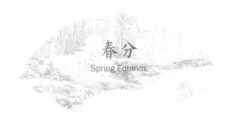

春分
Spring Equinox

东风送暖平分春
春分日在公历 3 月
20、21 或 22 日。
一般是农历二月
的第二个节气。
在春分节气里，
有着漂亮的蒲公
英花开的本草
物候。

是草是菜
蒲公英／蒲公英

儿童不识春，问草何时绿。

真正到了春天，青草绿了的时候，童稚的天真，却被绿地上那一朵朵的小草花深深地吸引了。

蒲公英开黄花了，人见人爱。

拈花惹草最为代表性的植物，就有蒲公英。人见人爱的原因之一，就因为它拥有美丽的"花球"。

蒲公英的菊花般的黄花是美丽的。在它的花期过后，它的种子快要散播时，它那聚合果的果序，就会形成一个经典的毛毛球。蒲公英的每一颗小小的种子，都带有羽

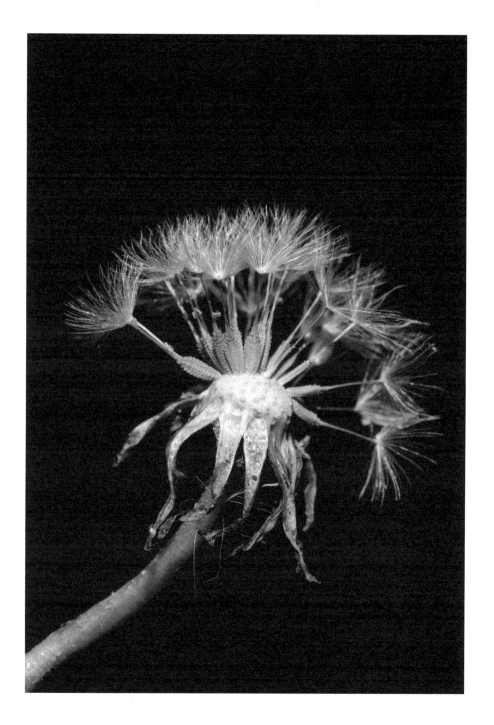

毛状的尾巴，从而成为一个小小的"降落伞"。由众多降落伞构成的这个白色毛毛球，无论风从哪儿吹来，都会帮助它把种子散播出去。

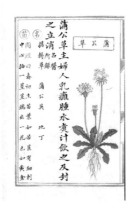

蒲公英列《本草品汇精要》草部下品，沿袭蒲公草为名，仅载其"主妇人乳痈肿"的内服与外用。同时代李时珍《本草纲目》以蒲公英为药材正名，将其移入菜部。

○ 蒲公英是否有性别

"小小伞兵蒲公英，飞到西来飞到东，飞到路边田野里，安家落户生根茎。"

儿歌中的《小伞兵》，让人听了会产生联想：

春天的田野中，一个可爱的小姑娘，举起一个蒲公英花球，努起小嘴儿，轻轻地一吹！那蒲公英种子，立刻飞扬着飘散开来。笑靥绽放在脸上，心儿飞上了蓝天。——这是多么诗情画意的温情时刻啊。

蒲公英是根植大地的，所以它有个黄花地丁的别名。蒲公英它更拥有天空。拈花惹草，对蒲公英最为有利。每一位举起蒲公英花球的人，都是拈花使者。一花一世界，一草一精灵。热爱大自然，爱美之心，童真之趣，让人类在有意无意中，成为帮助蒲公英种子向远方传播的拈花使者。

首先来讲蒲公英的名字。这又该从哪儿说起呢？就从它的名字与公公、婆婆有关说起好了。

蒲公英应该是有性别的。一般人能想得到吗？

之所以有这样的想法，还不是因为它的名字中带有这样那样的信息。

蒲公英，很早以前就被叫成过"蒲公草"。蒲公草这一名称，见于唐朝政府颁布的《新修本草》即《唐本草》，在药王孙思邈的两部巨著中，《备急千金要方》中叫它凫公英，《千金翼方》中叫它仆公英。到了北宋的《本草图经》，叫它仆公罂。明朝李时珍《本草纲目》中，还有一个蒲公丁的名号。

从它名字中有一"公"字，就可让人联想到人物群体的"公公"，那不就是最常见的一位老头吗？简单地说，它就是一种"老头草"。可否大胆想象一下：有一位老头天天采这种草，人们就把老头与这草联系在一起了。——这该是它名字的来源吗？若在此基础上再大胆地猜测，那老头是不是又最有可能他姓"蒲"呢，"仆"或者就是错记了"蒲"姓的一个同音字吧。

这样就说它是男性的，有人会持反对的意见了：它的名字还有女性的特征呢！比如，蒲公英在一些地方把它叫成婆婆丁，《滇南本草》就明确记录了这个名字，"婆婆"明显是女性的角色了。再比如记载中的一些名字，如金簪草（《土宿本草》）、奶汁草（《本经逢原》）、羊奶奶草（《本草正义》），它们都与女性有关联。按上面的"大胆想象"，应该是老婆婆们经常去采它，人们才把它叫成了婆婆丁的吧。

这些猜测，都很平民化、大众化，由此也让人深信，蒲公英就是非常大众化的一种草本植物。大胆猜测，认真求证，这些其实都反映出蒲公英具有最为平常的"平民身份"。

说到它的名字与公公、婆婆有关，这显得蒲公英很年老不是？难道它只能与老年相联系？

其实它并不老，因为它的名字也就有青春年少的。比如南方有称它为黄花苗、黄花郎的，《救荒本草》中就记载了这些俗名。

不就是一种草嘛，名字还忒复杂！在蒲公英身上，真实的情况就是这样。它的"草本"身份，曾经是带在名字之中的，而且很多见，比如：

耩褥草（《唐本草》）、金簪草（《土宿本草》）、耳瘢草（《本草纲目》）、狗乳草（《本草纲目》）、奶汁草（《本经逢原》）、羊奶奶草（《本草正义》）、黄花草（《江苏植物志》）等。这些名称中全带有草字，强调了它是草本植物的身份归属。

蒲公英，开黄花，特别美丽，开成了春天里的一道风景。任何接地气的人，没有讨厌蒲公英的，绝对是人见人爱。正是因为人们很容易就从它的身上发现美，古人因此而把它赋名：从"蒲公草"到"蒲公英"，"英"字专门强调了它的花很美丽，这样的名称的变迁，明显有着审美观的存在。不可忘记，它也有其他含"英"字的名称，如凫公英草、鹁鸪英、双英卜地等。最终，蒲公英成为它最为公认的名字。

至此，大家完全明白了：草是它的平民身份，英是它的美丽风貌。

它开的是黄花，那黄花的特征也叫成了它的名字，这样的名字就有黄花苗、黄花郎、黄花地丁、黄狗头、黄花草。

它的茎、叶、根啊，都是有乳汁的，折断它们，就会有乳白色的汁液出现。于是，它还有一些与乳啊奶啊相关联的名字，比如狗乳草、奶汁草、羊奶奶草等。

蒲公英，它的名字就是这样地接地气！这说明了什么？再次强调，这说明了它的身份之最：最广泛，最平凡，最常见，最亲民。

蒲公英，它是野草生长在野外，它是野菜可以救荒充饥，它是草药可以治病疗疾。

识其名，知其用。拈花惹草之余，不可不识蒲公英重要的药用价值。

◯ 由释名到述其用

真正释名蒲公英为什么叫蒲公英，这曾经是个相当有难度的问题。

释名蒲公英，就曾经难倒了伟大的药物学家李时珍。他所著《本草纲目》，在每味药物下专门设有"释名"项。他能够为众多的中药释名，到了菜部第二十七卷的蒲公英这儿，连他都困惑地说："名义未详。"

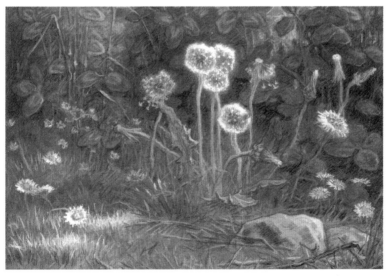

静物粉彩画《蒲公英》（Dandelions），法国田园画家米勒创作于 1867 年。

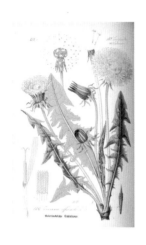

奥托彩绘植物中的西洋蒲公英，其拉丁名Taraxacum officinale 明示有药用价值（种加词 officinale 意为"药用的"）。

李时珍解说蒲公英的俗名叫蒲公丁，又叫黄花地丁。至于别的称呼，据李时珍转述，它在唐朝孙思邈《备急千金要方》那儿作"凫公英"，在北宋苏颂《本草图经》那儿作"仆公罂"，甚至连明太祖朱元璋第十七子的宁王朱权，他写的一部炼丹术的书《庚辛玉册》作"鹁鸪英"，也都记录了这种草。

可惜，李时珍恰恰没有在《本草纲目》中记录它更早的那个名称——"蒲公草"。

蒲公英入药，进入本草典籍，最早出现在唐代《新修本草》，书撰成于公元 659 年即唐显庆四年。这味药在唐朝前的本草中无载，这是新增的，就同其他新增药物一样有"新附"二字，给出特别提示。那时把它归类在草部而不是菜部，有着简单的记述，见《新修本草》卷第十一：

"蒲公草味甘，平，无毒。主妇人乳痈肿。水煮汁饮之，及封之，立消。一名构耨草。叶似苦苣，花黄，断有白汁，人皆啖之。（新附）"

因为最早进入《新修本草》（宋人习称其《唐本草》）以"蒲公草"为名，这影响到其后多部本草书沿用以草为名。如唐代《千金翼方》，宋代《本草图经》《证类本草》与《本草衍义》，明代《本草品汇精要》与《本草蒙筌》等。明代的这两部本草都早于《本草纲目》，李时珍虽无法见到深藏在宫廷中的《本草品汇精要》一书，但他明显阅读过《本草蒙筌》而且引用了它。在医学著作中，清代《冯氏锦囊秘录》也作"蒲公草"。

古时候并非没有人称它蒲公英，只不过它被视为俗名、非正名而已，如宋代《本草图经》就记载："俗呼为蒲公英，语讹为仆公罂是也。"蒲公英是老百姓从俗的叫法，并不是到了明代李时珍为它改了名，但恰恰是李时珍，把俗名的蒲公英更改为它作为中药材的正名使用。

李时珍《本草纲目》为什么不继续沿用"蒲公草"，反而改用其名为"蒲公英"？这确实令后人深感"名义未详"了。李时珍的影响是巨大的，自此以后，蒲公英之名就大行于世，可以说从此奠定了它"正式名称"的地位。

若将寻到的一则较为"合拍"的故事，把它视为"口述"的历史来看，其实特别切合最初用蒲公草治病的实际。

蒲公英又名奶汁草，它的茎叶和根若扯断了，就会流出乳白色的汁液，恰似乳汁。物类相感，取象认知，古人已经知道可以用它来治疗某些乳房疾病。

相传古时有一富家小姐得了暗疮，她的乳部红肿，疼痛难忍。她既羞于求医，又唯恐父母责备，痛不欲生，投河自尽。恰遇渔家父女搭救，来到渔家。老渔翁姓蒲，渔家女叫英子姑娘。小姐得救后，通过英子姑娘，了解到她的病情。蒲公让英子从野外采来奶汁草，熬成药汤给她喝，还用药渣外敷暗疮处。数日后，小姐的乳疾治愈。小姐回到家中，将草药带回植于花圃。因感恩是蒲公搭救了自己，就把这种草药称呼为"蒲公草"，以示感恩。

蒲公草就以这个名字进入到了唐朝政府组织编撰的药典《新修本草》中，好长时间，这就是它的正名，连药王孙思邈也这样叫过它。直到后来，它又被叫成了"蒲公英"。因为李时珍《本草纲目》是有意识地把蒲公英当成它的正名。自此，蒲公英就成为它的正名，一直到今天。

其实呀，"蒲公草"与"蒲公英"与"蒲公丁"，这三个名字完全都是对该植物写实的命名。分析如下：蒲公草——强调了这种植物的草本属性；蒲公英——突显了这种植物花的美丽，"英"字是对该植物花的突出强调；蒲公丁——强调了这种植物根的特点，那"丁"指的是该植物"独脚如丁"。更多特征的名称有个"黄花地丁"，名字中同时带有它的花和根的特点。

注重分类，是《本草纲目》典型而突出的特点，是李时珍分类思想的集中体现。对植物不再仅仅简单地区分为草本与木本，涉众多植物的分类，除了草部与木部，更有谷部、菜部、果部。根据其用，这味药被李时珍分配在了菜部，若其名字中带有一"草"字，这是不是多少易出现混淆？所以李时珍干脆舍"草"取"英"，将"蒲公英"列为其正名，名字后面径直注明其始出《唐本草》，至于它原先以蒲公草为正名，就不再明说了。

大胆假设，认真求证。我研读《本草纲目》，对此产生出以上的联想。李时珍的影响之大，以至于蒲公英自此成为其正式名称，用蒲公草为正名的情形就少之又少了。

应当承认，两相比较，蒲公英还是要比蒲公草的名字更优雅，绝对更胜一筹。其实，比李时珍《本草纲目》早140多年的地方本草《滇南本草》，也是以蒲公英为正名的。

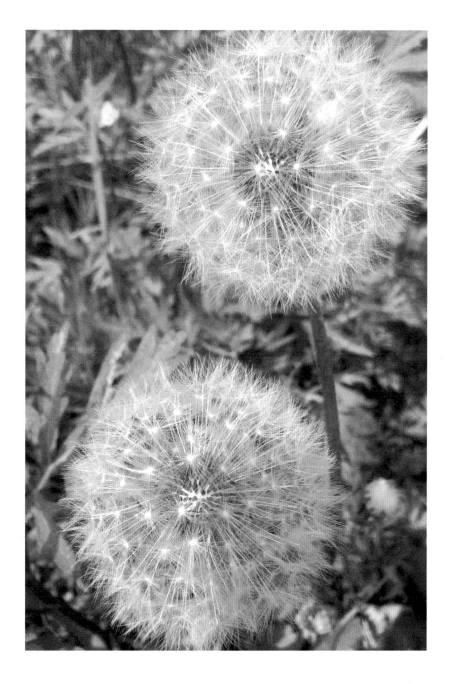

蒲公草因何而得名，李时珍没有听说过，所以他肯定地说"名义未详"。他为什么将先前本草中沿用的蒲公草改换为蒲公英，李时珍也没有明确告诉我们。上面类似口述史中得来的故事，因为并不是典籍中的文字记述，是真是假，不妨见仁见智。

⌒ 药王用到蒲公英

中医药学是最为重视经典传承的。说到经典，不妨寻古。就让我们从公元631年——千年之前一位唐朝古人的记述中来见识一下当时一个生活场景。

盛世大唐，贞观之治。在贞观五年七月十五月圆夜，那是传统的中元节。有一位传世名人晚上在庭院活动时，手误撞到了庭院的树上，碰伤了左手中指的指背。事儿并不大，可也制造了不小的麻烦：第二天早晨，被碰伤的手指就疼痛起来，而且"痛不可忍"。十天后，不仅疼痛加重，还生疮肿大，颜色红得像熟透了的红小豆……

"以兔公英草摘取根茎白汁涂之，惟多涂为佳，瘥止。余以贞观五年七月十五日夜，左手中指背触着庭树，至晓遂患痛，不可忍。经十日，痛日深，疮日高大，色如熟小豆色。尝闻长者之论有此治方，试复为之，手下则愈，痛亦即除，疮亦即瘥。不过十日，寻得平复。此大神效，故疏之。蜀人名耳瘢菜，关中名苟乳。"

记述下这件生活"小事"的不是别人，是唐朝名医、被誉为药王的孙思邈，事见《备急千金要方》卷二十五。这位中医界的先驱人物，更是《大医精诚》的倡导者。通过自己的切身经历，他记录下了一则"治因疮肿痛剧者"的小单方：摘取蒲公英根茎白汁涂之，多涂为佳，直到痊愈。蒲公英这味疗疮良药，得到了药王充分的重视，成为经典中的好药，被后世名医与百姓广泛应用。

药因名医而声著。孙思邈记述过的蒲公英，在近代名医张锡纯（1860－1933）的笔下，又一次因神奇的疗效被记述。那是一则治眼病的单方——蒲公英汤，它传自一位懂得蒲公英的老婆婆，还恰好治愈了一位老母亲的眼疾。故事载于张锡纯《医学衷中参西录·医方·治眼科方》。

蒲公英汤：治眼疾肿疼，或胬肉遮睛，或赤脉络目，或目睛胀疼，或目疼连脑，或羞明多泪，一切虚火实热之证。

鲜蒲公英四两（根、叶、茎、花皆用，花开残者去之，如无鲜者，可用干者二两代之）。上一味煎汤两大碗，温服一碗。余一碗趁热熏洗（按目疼连脑者，宜用鲜蒲公英二两，加怀牛膝一两煎汤饮之）。

此方得之姻兄于俊卿。言其令堂尝患眼疾，疼痛异常，经延医调治，数月不愈，有高姓媪，告以此方，一次即愈。愚自得此方后，屡试皆效。甚是奇异，诚良方也。夫蒲公英遍地皆有。仲春生苗，季春开花色正黄，至初冬其花犹有开者，状类小菊，其叶似大蓟，田家采取生啖，以当菜蔬。其功长于治疮，能消散痈疗毒火，然不知其能治眼疾也。使人皆知其治眼疾，如此神效，天下无瞽目之人矣。

孙思邈从自身体验记述蒲公英治疮肿妙用，而张锡纯得单方蒲公英汤于姻兄于振卿，于振卿出于奉老疗疾，在为老母亲解除病痛时所用蒲公英，经验却又得自于一位姓高的老太太（高姓媪），这高老太太当并非医道中人。值得敬佩的是，他们都是真正的有心人，识药疗疾，传播医道。

最后，再次述说，蒲公英之所以有那么多的名字，也正因为它的平常与平凡。蒲公英这种普通而平常的植物，与人类有着密切的互动，奉献于人类的许多方面，而尤以中医药用它祛病疗疾，更显示出其平凡而伟大之功。

平民视角蒲公英，入药治病不平凡。

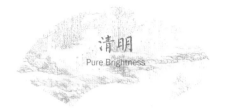

雨洗清明意阑珊
清明日在公历4月
5日，或4日、6日。
一般是农历三月
的第一个节气。
在清明节气里，
有着清明过后种
百合的本草物候。

欲种百合
问何因 ／ 百合

百合花很可爱。它开花的时间很长。

百合花约从4月开到8月。人们在欣赏百合花的同时，并没有忘记百合的食用与药用价值，它可是药食两用的珍品。

清明时节，植花的朋友圈提前讨论种植百合的话题了。清明节过后，马上就可以种植百合花了。种下美丽的百合供欣赏，而生活中离不开的，还有它的可食用、可药用。

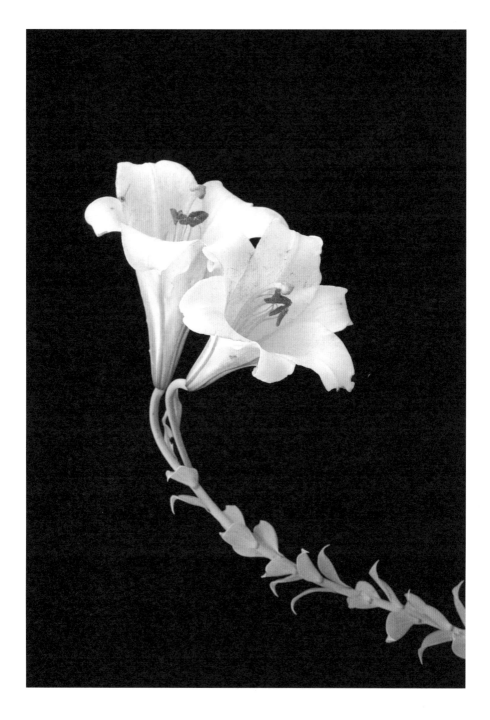

欣赏百合花开

赏花到野外，春天野百合。

仿佛如同一场梦／我们如此短暂的相逢／你像一阵春风轻轻柔柔吹入我心中／而今何处是你往日的笑容／记忆中那样熟悉的笑容／你可知道我爱你、想你、怨你、念你／深情永不变／难道你不曾回头想想昨日的誓言／就算你留恋开放在水中娇艳的水仙／别忘了寂寞的山谷的角落里／野百合也有春天……

提到野百合，好多人想到的该是《野百合也有春天》那首歌吧。如是，由百合联系到了爱情？还有呢，联系到了切花？还有呢，联系到了食材抑或药材？

这儿，还是不能忘记，从欣赏百合花开所得到的励志。

最广为大众传诵的，莫过于林清玄的精美散文《心田上的百合花开》。它结尾的一句如此励志：

"不管别人怎么欣赏，满山的百合花都谨记着第一株百合的教导：我们要全心全意默默地开花，以花来证明自己的存在。"

中国人，最该欣赏百合花开，这是国人之福。因为野百合即原种百合正是原产于中国的一种本土植物。中国由此成为世界百合起源的中心。

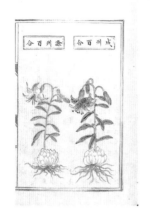

百合在《本草品汇精要》中绘有"成州百合"与"滁州百合"两幅彩图，分别对应卷丹与百合两个植物基原。

既然说欣赏花开，人们喜爱的百合花，与漂亮的卷丹和山丹，它们开花都好美啊，可就是有人傻傻的分辨不清，哪一种是百合，哪一种又是卷丹或山丹。物种相近易混淆，因为它们近源，同属于百合科。

这几种长得好相似啊！——这种困惑从古至今延续好久，人们根据嵇含（262 – 306）早在《南方草木状》中的区分，用口诀给予简单的概括：

"花白叶阔为百合，花红叶尖为卷丹"。

所谓叶子的阔与尖，是在百合与卷丹间比较。对此又有人表述成："如竹叶者为百合，如柳叶者为卷丹"。其实最简单的比较，是卷丹在枝叶间长有黑色的珠芽，而百合全无。凭着这一清晰的记忆，一般是不会认错卷丹的，而且卷丹花开有斑点，不似百合花的洁白无瑕。

与它们相近的还有山丹呐。

——"山丹丹开花红艳艳"。至于山丹，它的叶更细长，故学名叫"细叶百合"，而且花朵的红色里全无黑色斑点。陕北民歌中高唱的就是"山丹丹的那个开花哟，红艳艳个鲜"，山丹花开放的颜色，那真是红得纯粹。

百合的花期之长，可以从 4 月末到 8 月，甚至有开到 10 月的。"月映九微火，风吹百合香。"南北朝何逊写下的《七夕诗》，就用七夕时的百合香为喻，表达爱情与相思的主题。清明种下，七夕赏花，求得精神的享受，不能仅靠一时的想象。

◠ 种下百合以奉亲

所罗门的《雅歌》中说："他的恋人像山谷的百合花，洁白无瑕。"

百合花，象征着圣洁和吉祥。新娘手捧百合花，寓意百年好合，百事合意。百合花这种姿态优美的草本花卉，常有隐隐幽香。百合花的花形大，每茎一花，多为白色，呈漏斗形或喇叭状，单生于茎顶。最后结出的蒴果长卵圆形，具钝棱。

现在欧洲栽培的百合，有些还是从我国移植过去的。比如，英国人

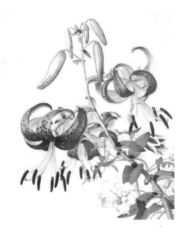

清代郎世宁工笔画《仙萼长春图册》中百合图，花朵盛放，其百合品种为卷丹。

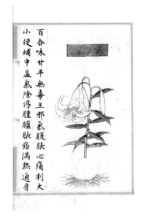

百合味廿平无毒主邪气腹心痛利大
小便补中益气除浮肿胪胀痞满热通身

《补遗雷公炮制便览》中的百合图，植株叶腋有珠芽，且花瓣有斑点，品种为卷丹。

习称的"布隆氏百合花"，就是东印度公司在广州的英国商人布隆，在一百多年前将我国的白花百合带回去栽培而发展起来的。著名的王百合，是 20 世纪初英国人威尔逊从我国四川采种，在美国波士顿栽培成功，以后又引进日本，现在已成为驰名世界的优良观赏百合。

南宋陆游《得香百合并种之戏作》诗句这样咏吟：

"芳兰移取遍中林，余地何妨种玉簪，更乞两丛香百合，老翁七十尚童心。"

已近古稀的陆游既种下了玉簪花，又种下了香百合，果真收到了怡情并养生之效。他的《北窗偶题》诗句，就表达了来自百合的这种愉悦：

"尔丛香百合，一架粉长春。堪笑龟堂老，欢然不记贫。"

洁白的百合花侧生在花梗的顶端，形状像喇叭，秀姿挺拔。百合之得名，并非因其花，而是因其根茎。它的呈鳞状地下茎，层层鳞片互相叠合，"数十片相累，状如白莲花，百片合成”，所以人们称之为百合。

人们看得到百合花开时，往往忽视了它的根茎在地下不断地生长。观赏百合花是一种精神享受，百合更为人类提供物质支撑，百合的根茎既可果腹又可祛疾，药食两珍。

百合在我国栽培历史悠久。南北朝时，后梁宣帝萧詧（chá）曾题写了咏《百合》的诗：

"接叶有多重，开花无异色。含露或低垂，从风时偃仰。"

其诗描绘低垂的百合花叶含着晶莹如玉的露珠，时而微风拂过，则花儿摇曳俯仰，花浪此起彼伏，仿佛一群妙龄少女翩翩起舞，柔娜多姿，使人怜爱无比。这说明我国至少在一千多年前就已经栽培百合了。

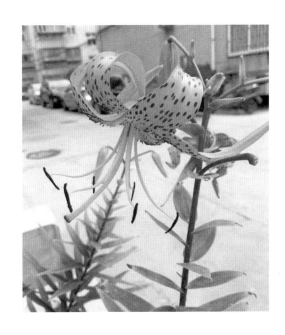

城市居民小区花坛中种植的卷丹，花朵硕大，艳丽绽放。

取以为用，以求健康和合，药王孙思邈重视百合的种植，也就更成为佳话。他在《千金翼方》中详细记述了百合栽培法：

"上好肥地，加粪熟属介讫，春中取根大者，擘取瓣于畦中种，如蒜法，五寸一瓣种之，直作行，又加粪灌水苗出，即锄四边，绝令无草。春后看稀稠所得，稠处更别移亦得，畦中干，即灌水，三年后其大小如芋。又取子种是得，一年以后二年始生，甚小，不如种瓣。"

"百合"顾名思义有百事合意之义，且百合的鳞茎瓣瓣紧抱，象征着团结友好。因此，婚礼之上或逢年过节，人们馈赠以切花的百合花或食用的百合作为礼品。

食用百合的鳞茎，就有用新鲜百合煮肉，红白相映，清而不腻，色香味俱全，别有风味。唐代大诗人王维得到百合，也喜欢配肉而食，他更关心这样食用，究竟能不能起到止泪涕的食疗作用。王维在《百合》诗中表示，希望服用百合有益处——"食之当有助"，对改善老年人的

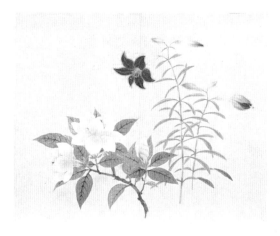

清董诰《四景花卉册》之夏景图，将百合（品种为山丹）与栀子一并呈现，红白相映。均为药材，都极具观赏性。

多涕多泪有益——"欲纵望乡目"。

冥搜到百合，真使当重肉。软温甚鸥蹲，莹净岂鸿鹄。食之当有助，盖昔先所服。诗肠贮微甘，茗碗争余馥。果堪止泪无？欲纵望乡目。

明朝汪颖的《食物本草》明确地说："百合新者，可蒸可煮，和肉更佳。干者作粉食，最益人。"李时珍也赞同百合的这些食用方法。后来，清朝黄宗羲《种百合》诗，述说自己种百合后采来食用，确实收到了止泪的效果。

硗确山田另一塍，初移百合影层层。采来瀑布山边种，送自头陀寺里僧。却信佳诗可治病，从今清泪不沾膺。太平犹记图花萼，倡和流传我亦曾。

他在诗中注："王维诗言百合止泪。"他通过采食百合，"从今清泪不沾膺"，止泪效果足够好。

◠ 药食百合非一种

百合是药食两用的佳品，人们取用百合科中百合、卷丹等几种相近植物的鳞茎供食用或药用。

食用百合有三大品种，分别是太湖百合（又称湖州百合，此种基原属于卷丹百合的一种）、兰州百合（甜百合，又称菜百合，专供食用，此种基原属于川百合的变种，开的是红花）和龙牙百合（白花百合），誉为"中国三大百合"。

龙牙百合，主要种植于江苏宜兴、江西万载、永丰和湖南岳阳、隆回、安化等地，其中以江西万载白水乡尤为知名。

不看花，专门看看上市的鳞茎：兰州百合个小，味甜，以单头为主，因为味甜，受偏北地区的人们夏季所喜爱，但药用功效较低，专供食用。龙牙百合个大，味稍苦，一般两头到三头，产量高，鳞片松，药效偏中。卷丹百合个稍大，片与片之间紧密，一般三到五头，味苦，药效最好，在东南沿海地区较为盛行。

药用的百合，植物来源并非一种，也有三个主要来源。《中国药典》规定，百合药材来源于百合科植物卷丹（卷丹百合）、百合（龙芽百合）或细叶百合（山丹）的干燥肉质鳞叶。开白花的龙芽百合与卷丹百合是供应百合药材的主要品种。

"山丹丹那个开花哟，红艳艳。"虽说山丹那种细叶百合也是百合药材的来源之一，但最主流的药用百合，实来自植物卷丹，又称苦百合或虎皮百合，其花上有斑点，此种来源的药材也可称其卷丹百合。江苏宜兴堪称药用百合的道地产区。

虽说食用的百合干鲜皆可，比起药用的百合，还是少了一些苦味，自然性质也就平和了许多。兰州甜百合纯食用，非药用。

无论药用还是食用，广泛栽培的百合，都要在开花前去掉花茎，保证营养汇集到鳞茎上，保证其品质，所以过去栽培百合很难看到它开花。正如画家吴藕汀（1913－2005）在《药窗诗话》中所说：

"近来太湖边，从浙江、江苏附近一带地方，种植百合极多……花蕊没有开放，就要把它摘去。我曾问过种百合的农民，开的是什么颜色的花，很少有人回答出来。"

百合类肺治肺病

基于取类比象，百合类肺，中医视其为肺经之药。百合以鳞茎入药，味甘性平，具有清润心肺之功、止咳安神之效，用于劳咳吐血、干咳久咳、热病后余热未清、失眠多梦等症最为相宜。

列举几则在民间流传且应用较为广泛的百合单验方，药食特性而多有食疗方。

其一，治支气管扩张、咯血：百合、白及等量，研末，每日早、中、晚各服一次，每次 3 克。

其二，治肺结核咳嗽：百合 15 克，麦冬 10 克，吉祥草 30 克，冰糖 30 克，用水煎服，每日 1 剂。所用吉祥草为百合科植物，《植物名实图考》中又称为松寿兰，《四川中药志》又称为九节莲，《湖南药物志》又称软筋藤等。

其三，治神经衰弱、心烦失眠：百合 15 克，酸枣仁 15 克，远志 10 克，用水煎服。

其四，治阴虚盗汗、心烦不宁：百合 30 克，浮小麦 30 克，糯米 150 克，煮熟食之。

简单是吧？从中看不出有什么神奇是吧？其实，一般人也都会有这样的感觉。

百合治肺病，到底有何神奇的疗效？不忘食治。不妨借江西著名老中医姚国美自食百合愈肺痨案管窥视之。

姚国美（1893 – 1952），名公裳，字国美，南昌人。他出生于江西南昌县姚湾村。其家为世医，到他已祖传十代。他 18 岁时毕业于江西医

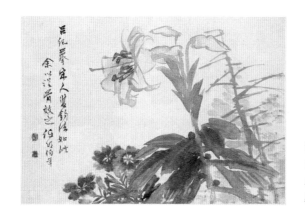

清末画家任伯年写
意画中的百合花，
其茎叶间有珠芽的
特点展示。

学堂，19岁他已独立挂牌行医，崛起于名医如林的南昌城，不到一二年就声名大噪，与老一辈名医刘文江、张佩宜、江镜清齐名。当地有患绝症或垂死的病患，多以经姚国美诊治而"死而无憾"。当时南昌流行有童谣"请了姚国美，死了也无悔"，这是病家对姚国美医术高超的评价。29岁时，姚国美因过度劳作患上了三期肺痨即肺结核，一度病至大咯血。在夫人的劝说下，辍业在庐山休养。他在庐山学佛、登山、栽花、种竹，用药只每日野百合一味，营养只鸡蛋两枚，历时十月即告痊愈。

名医用百合经验，还有肖珙《回忆龙友先伯》介绍的其伯父肖龙友（1870－1960）喜用生百合："在鲜百合上市时，常用冰糖煮用以润肺宽中，治阴虚久嗽。"

百合治肺，肺者属金，中医更有名方百合固金汤。此方出自明朝周慎斋《慎斋遗书》。周慎斋（约1508－1586，名之干）重视脾胃，他赏月识病的故事流传最广：

周慎斋因患中满，名医皆束手，最终走向学医之路。他月夜乘凉时，因看到了风动云散月复明，令他妙悟阳气宣畅而阴霾可散，从而创制了治中满名方"和中丸"，组方有干姜、肉桂与吴茱萸。百合固金汤也是周之干所创制的，为治肺肾阴虚咳嗽的常用方。方中用百合生津润肺，生熟地黄并用以滋肾壮水，并清虚火，三药相伍润肺滋肾，金水并补。全方能使肺肾之阴渐充，虚火自清，达到固护肺金之目的，故名百合固金汤。

⌒ 秋燥润肺食百合

明末清初刘若金（1586－1665），字云密，所著《本草述》中说："百合之功，在益气而兼之利气，养正而更能去邪，为渗利和中之美药。"所以说，百合是有助和合的良药佳品。

秋燥润肺，百合尤宜。

秋季阳气收敛，阴气滋生，气候凉爽干燥，燥为秋的主气。按中医理论，秋天与人体肺脏相应，秋燥易伤肺，以致出现皮肤干裂、口干咽燥、咳嗽少痰等各种病症。加上深秋花木凋谢，叶落草枯，睹物伤感，情绪波动，心情烦躁，忧郁不乐。此时如适时调补，可以有效地减轻不适反应。进入金秋，正是百合上市的季节。适时选用百合食疗，可化解秋燥、滋润肺阴。

药膳食疗甚为风行，人们对使用百合润肺的药膳方特别感兴趣，根据不同的需求，也有不同的变化。会做不难，不会的可学。爱好美食的蔡澜常说："做菜不是高科技，多试几次就会了。"

举例两款百合汤茶。

🍚 百合冬瓜汤

原料：鲜百合 100 克，鲜冬瓜 400 克，鸡蛋 1 枚。

做法：将百合洗净撕片，冬瓜切薄片，加水煮沸后，倒入鸡蛋清，酌加油、盐拌匀熬汤，至汤呈乳白色时即可。

此汤有清凉祛热解暑的功效，是暑季食疗佳肴，常人皆可食之。

百合莲子汤

原料：鲜百合 200 克，莲子 50 克，冰糖 20 克。

做法：干莲子需要泡发透再用。二者加水适量，先煮至酥烂，再加入冰糖，继续以文火煨至黏稠。

此汤于睡前服用，可服食数日。有滋养、安心宁神之效，有助睡眠。

百合药材有着最古老的药用渊源。它的药材来源，如果仅仅对应植物学上那种开白花的野百合，并非正确的观点。至于答案，梳理至今，不说自明。

可观可赏，亦食亦药，在百合的身上，体现了和合的思想。

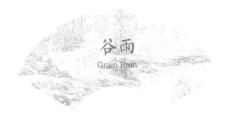

谷雨
Grain Rain

山川黛青春已暮
谷雨日在公历 4 月
19 日、20 日或 21 日。
一般是农历三月
的第二个节气。
在谷雨节气里，
有着采食蕺菜的
本草物候。

蕺菜今称
鱼腥草 / 鱼腥草

这是《夏小正》所记载的三月物候：

"三月摄桑。委杨。螜（hú）则鸣。
采蘩（jí），妾子始蚕。祈麦实。拂桐芭。
鸣鸠。"

在中国现存最早的这部记录农事的历书
中，记载了夏朝初期大量的物候现象。其中
描述有植物桑、杨树、蕺菜和桐树等。

古人采蕺当菜吃，有吃出了霸业的历史
印迹，更把它吃成了亘古至今的一味良药。

古人三月采蕺菜。今人到了三月也莫忘

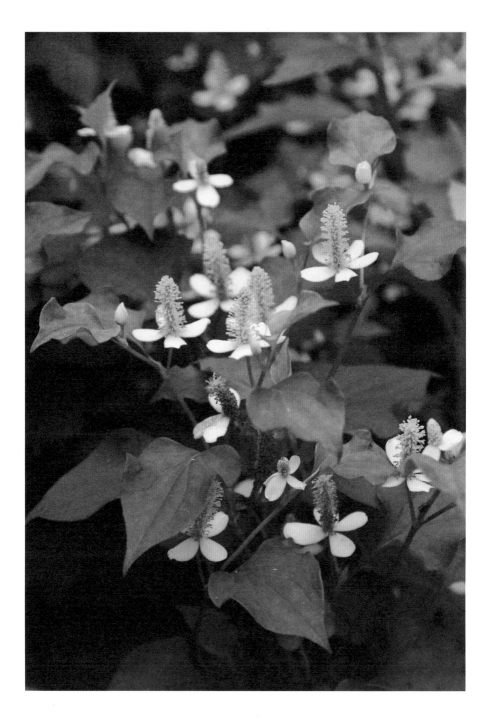

去识蕺菜，或采来鲜食当菜蔬，或干制成药材供治病，使它得到充分的利用。

◌ 蕺山蕺菜与霸业

"古殿依嵯峨，春风似永和。龙归华藏远，僧把戒珠多。旧巷看巢燕，清池想浴鹅。前王曾采蕺，霸业近如何？"

这一首五言律诗，是明末清初诗人毛奇龄（1623 – 1716）所咏《蕺山戒珠寺》。

蕺山，在浙江绍兴——古代越国的首都。诗人毛奇龄将蕺山与霸业相联系。"前王曾采蕺"，正是在这儿，越王曾经采食难以下咽的蕺菜以充饥并励志，最终才成就了他的霸业。

两千多年前的春秋战国后期，长江下游吴、越两国多年争战。公元前494年，吴王夫差击败了越王勾践。越王勾践和夫人成为吴王的臣仆和奴妾，屡经屈辱，三年后才得以回国。为了雪耻报仇，勾践卧薪尝胆，节衣缩食，与平民百姓同甘共苦。他经常上山采食一种带有鱼腥味的野生蕺菜充饥，以牢记国耻。到后来，越国转弱为强，终于打败了原来比越国强大的吴国。此正谓：

"有志者事竟成，破釜沉舟，百二秦关终属楚；苦心人天不负，卧薪尝胆，三千越甲可吞吴。"

蕺菜助越王复仇，成就了越国霸业。后来，在绍兴蕺山的南麓建起

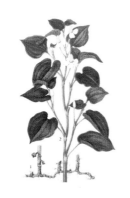

椿学英所绘鱼腥草（蕺菜）植物科学画，载入《新编中药志》第三卷。

了寺院，晋代王羲之曾在此居住，由于他饲养的家鹅吞了宝珠，却怀疑被来访僧窃取，致其含愤而死。书圣为赎前愆，不仅戒绝了玩珠之癖，而且捐宅为寺。此寺后来改称为"戒珠寺"。浙东学派的毛奇龄在游览此地时，从古殿的嵯峨，还联想到吴王曾在此采食蕺菜等历史典故，因而赋诗。

蕺山上还有蕺山书院，肇始于南宋乾道年间。明末刘宗周（1578－1645）曾在此讲学，成为儒学流派"蕺山学派"的开山人物。他写有《采蕺歌》："上山采蕺留山阿，衩蕺下山日午蹉"。刘宗周学说以"慎独"为核心思想，有气节，在清兵攻破南京后，他效法伯夷叔齐绝食而死。

蕺菜与越王成就霸业有关，离不开它是野菜可以充饥。人们最初食用蕺菜，那口味未必是美好适口的，但食用既久，这蕺菜的口味竟慢慢地被人们习惯了，在一些地方就成为日常习俗，甚至于成为某些人的嗜好。

◯ 野生恰似猪耳朵

蕺菜长成什么样？

有位昵称"迷迷糊糊"的网友，颇擅长

填写元曲。他在网络上展示了许多中药材为主题的元曲，我阅读后很喜欢，甚至有所抄录。其精彩者，就有描写蕺菜的这一首《满庭芳》，把蕺菜当成美味来描绘。题名所用鱼腥草，正是蕺菜当今的通用名。

《满庭芳·鱼腥草》

鱼腥草香，只生中国，湿冷山乡。叶儿尤嫩尖圆状，根细肥长。珍品味、鲜鲜透肠，美滋滋、口口难忘；餐餐想，回回酷爽，绝妙好难忘。

蕺菜这种山蔬野菜，因其出产于蕺山而得名。可当今它不称蕺菜，而被称为了更大众化的名字鱼腥草。这缘于它身上有一个典型特点，具体说就是它特殊的气味，李时珍述说因"其叶腥气，故俗呼为鱼腥草"。从它的植株上摘取一片叶子轻轻揉碎，便可闻到野草的清香中夹杂着鱼腥味。这便是鱼腥草名字的由来。

它的叶片虽小，形状却神似胖胖的猪耳朵，摘其叶恰似揪下猪耳朵，所以它的一个俗名就更加形象地叫作"摘耳草"。不独叶可食，它嫩嫩的根茎更有特色，滋味尤冲。如是，人们从叶来命名其根，将可食而且有滋味的它叫成了"折耳根"。都不忘与揪耳朵的关系，从俗，大众化。

东汉《吴越春秋》称其为"岑草"。这野菜被古人吃来吃去就吃出了药味，慢慢用于治病也发现了其效验，从而成就它进入到医书与本草典籍中。鱼腥草全草可入药，始载于南北朝《名医别录》，单称其"蕺"。唐代《新修本草》收载它，有"关中谓之菹菜"之别名，称"蕺菜……叶似荞麦，肥地亦能蔓生，茎紫赤色。多生湿地、山谷阴处。山南、江左人好生食之"。李时珍在《本草纲目》将它归于菜部。

鱼腥草，在我国仅一种。植株高 30 ~ 60 厘米，叶互生，叶片心脏形，初生叶紫色，长大后叶面暗绿，叶背紫红；茎上有节，茎下部伏地，节上轮生小根。花期 4 ~ 7 月，开白色小花。生于沟边、溪边或林下湿地，具有喜湿耐涝的特点。

鱼腥草广布于我国中部、东南至西南各地。药材主产于浙江、江苏、湖北等地，一般在夏秋季节采集后，切碎生用或晒干后用。

◠ 生吃也能煮凉茶

鱼腥草广布南方，喜食它的多是南方人。不同地域对它有不同的偏爱，福建人喜欢吃嫩叶，贵州人喜欢吃根茎，而成都人则是根叶都爱吃。有人特别是北方人完全不喜欢食用它。

鱼腥草生食有鱼腥味。熟食宜先用开水漂洗去腥，然后炒菜或做汤。冬春季节挖取鱼腥草根茎，又可制成咸菜。

自 20 世纪 40 年代初，鱼腥草已开始人工栽培，逐渐发展成一种商品性蔬菜，目前在云南、贵州、四川等地栽培较多。

吃它吃到国外去。纯粹把它当成食材，你可以在印度还有东南亚国家如泰国等地的凉拌菜中享用到它。国外干脆把鱼腥草嫩叶，当成了凉拌菜的佐料，像国人食用香菜般。主要就借助于它那"令人醒胃"的鱼腥口味。

老百姓俗话说"肉生火，鱼生痰"。鱼腥草配入荤菜中，在我国南方算是日常搭配。单纯从"败火"来使用它、理解它，似乎也具有一定的普适性。随手举例就有如鱼腥草肉丝、鱼腥草炖猪排、鱼腥草烧猪肺甚至于炖猪肚、蒸鸡、蒸大肠等。细加探究，不同的搭配，还具有不同的药膳调养作用呢。如果在吃到一份鱼腥草炒肉片或者鱼腥草蒸蛋羹时，有人突然冒出来问上一句：为什么要这样搭配呢？你听到的回答，可能是再平常不过的一句话，这不过就是地方家常风味嘛。

鱼腥草也是南方草木茶和凉茶的常用原料。

单取干的鱼腥草三五十克，略洗煮水，供饮用或代茶饮，就是最简单的鱼腥草凉茶了。为什么是干品？有鲜的当然可以啦。如果没有鲜的，那么干鱼腥草可以四季随时取用。没有尝试的人，或许想当然地认为它气腥味烈，难以下咽。其实不然，在需要祛暑降燥的时候，你喝下它，不仅少有腥气，而且感觉它有草木的芳香，有人就从中品出了一种类似肉桂的香气。加上煮成的汁液有着淡淡的茶红色，入口多少也有点红茶的滋味，苦涩而微香。喝下去，它对胃并无刺激，而且清了热，利了尿，排了毒，那有益的效果，自会让人慢慢地接受它。

单煮鱼腥草凉茶毕竟过于简便，适当添加一二味配料，就增加或提高了一款凉茶的身价。比如在其中加入三五个新鲜的荸荠，或者加入雪梨，会让这款凉茶更具有滋润性，也更适口。荸荠与雪梨都是寒凉滋润性质的食材，是食疗中清火解毒最常选用的。用时把它们切成片，便于煮茶。

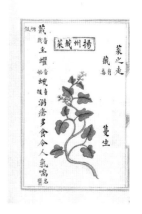

鱼腥草列《本草品汇精要》菜部下品，所绘"扬州蕺菜"彩图其叶片与花序均有所失真。

有一款复方的鱼腥草凉茶，包含了鱼腥草、藿香、紫苏、赤小豆、薏苡仁，煮后加糖或蜂蜜饮用，具有清热解毒、镇静安神的作用，特别适合暑天燥热时节饮用，令人解热除烦，安静身心。

治疫病也治肺痈

鱼腥草药材，来源于三白草科多年生草本植物蕺菜的带根全草。说鱼腥草入药是吃出来的，决非谰言诳语，药食同源就是对此最好的解释。口述的历史就有故事在流传，正如下面的这一则南方民间传说。只是这传说比鱼腥草入药的历史晚得太多了。

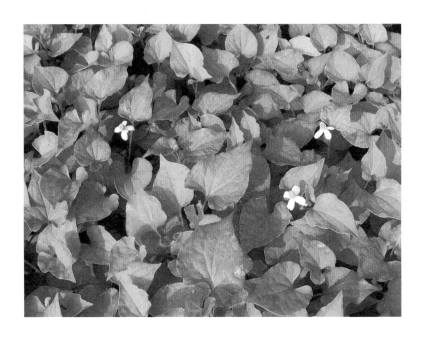

相传宋朝熙宁六年夏季，湖南沅州的芷江地区，大雨滂沱，河水猛涨，泥沙淤塞，冲毁房屋，淹没农田，弄得芷江沿河两岸村民们流离失所，无家可归。雨停水退后，沿河两岸的村民甚至牲畜大多患上了同样的疾病，整天拉稀。当时医疗条件很差，没有人知道得的是什么病，一时间闹得人心惶惶。

在新店坪镇白马滩村有一张姓的后生，全家也患上了病。当时，左邻右舍养的猪也都病了，唯独他家的猪没有发病，全家人很是奇怪。原来，他家常用房前屋后的鱼腥草喂猪。难道是猪吃了鱼腥草的缘故？于是，全家人也试着吃些鱼腥草。果然不出三天，全家人的病情大为好转。

就在人们对这种病一筹莫展时，姓张的后生手持一把鱼腥草，对村里的乡亲们说："这种草大概可以治这种病，大家不妨试试看。"村民们半信半疑，那就试试看呗，"死马当作活马医"。结果，凡服食鱼腥草的村民，病情大见好转。消息很快传遍了沅洲各村，染病的人通过采食鱼腥草，全都把病治好了。

从此，当地村民对鱼腥草珍爱有加。它虽然有股鱼腥味，但稍加处理就能适口，或凉拌，或烹炒，或与其他食材炖煮，制成多种菜肴，既能入口果腹，又可清热解毒，有很好的药效。食用鱼腥草在当地蔚然成为时尚。

故事从远讲到近，红色记忆中也不忘这鱼腥草。这里有两个事例。

其一，是红军长征后陈毅在中央苏区疗伤的经历。1938 年 8 月 28 日，陈毅在兴国老营盘指挥作战时，右大腿中弹重伤，没能参加长征，留在中央苏区开展游击战争。9 月他来到信丰油山，在秘密交通员周篮嫂家养伤。周篮嫂用草药土方给陈毅治疗。她每天从田埂上拔回一些辣蓼、狗贴耳等，加点盐放在锅里煮，煮出药味后，用水桶舀起为陈毅清洗伤口，同时用布遮住桶面，让药水的热汽熏伤口。周篮嫂还把狗贴耳和蚂蚁窝一起捣烂，制成药饼敷贴在陈毅的伤口上，再用布条捆扎好。

经过一段时间的反复熏洗、敷贴，陈毅红肿的伤口终于慢慢好了起来。原来，在当地老乡口中的狗贴耳，正是鱼腥草。

其二，是当代解放军在伤后无意的偶然发现。1979年在西南边防保卫边境作战中，有一名解放军战士因重伤而落了单，在既无粮又无药的情况下，他自己采食野外的鱼腥草充饥，数天后归队，伤口竟然没有感染。他事后也深深地感谢这味有用的药草。

跨过一时一地的局限，上升到传承与积累，继承与发扬，鱼腥草在中医人手中成为一味清热解毒的良药。从中药药性理论来认识鱼腥草，其性微寒，味辛，归肝、肺经。功效清泄肺热，解毒散痈，利尿通淋。常用于疮肿、肺脓疡、肺炎、气管炎、肠炎及尿路感染。

鱼腥草"治肺痈有神"。历史上金代民间医生张元素（字洁古）曾用鱼腥草治愈了当时名医刘完素（字守真）的伤寒病，从此医名大振。历代医家主要用它主治肺脓疡、痈肿、痢疾、痔疮、脱肛等，最主要的还是用治肺痈。明代缪希雍《本草经疏》中说道："戢，单用捣汁，入年久芥菜卤饮之，治肺痈有神。"清代陈其瑞《本草撮要》也有"治肺痈神效"之说。

鱼腥草可用于治疗痈疮及毒蛇咬伤，单用或鲜者捣汁内服，或取鲜品捣烂外敷。治痔疮肿痛，可煎汤外洗。

⌢ 母子同喝苦药汤

如果没有普通百姓参与，那样的中药是让人无法想象的。说到中药有哪些优势，能够举出多条理由，比如它可以充分利用本土资源，老百姓接受度更高，保守治疗也许可以代替手术，使用时很方便实用价廉效验等。

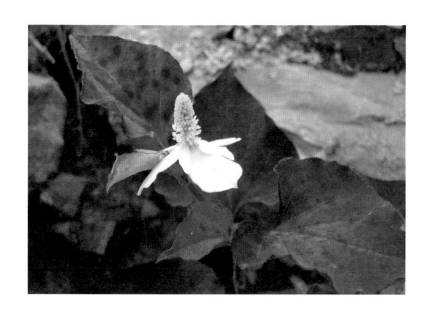

园艺家柳宗民把小时候的经历，载在《杂草记》书中。

"我母亲是声乐家。我小时候，母亲得了副鼻窦炎，虽然可以做手术，但有变声的风险。在母亲不知所措时，她的经纪人说，煎服蕺草叶子可以治这个病，母亲便喝起汤药。其实是从药店买晒干的蕺草。到了春天，我家院子里也长出了许多蕺草。听说开花的时候采摘最好，于是它们一开花，全家人就去采叶子。我也帮过忙，那臭味实在有些吃不消。将摘下的蕺草叶串起来挂在屋檐下阴干，然后储藏起来，每日用水煎服。说是要连续喝三年才能见效，但母亲只喝了一年就痊愈了，而且再没有复发过。多亏了蕺草，母亲才免遭手术变声之苦。那时我虽没生病，但也陪着母亲一起喝。有人觉得，那么臭的东西怎么喝得下去啊？其实，干蕺草叶煎水是完全没有臭味的，谈不上好喝，但也还能接受。最近市面上还出现了蕺草茶包，喝起来方便多了。"

确实有人不吃鱼腥草或折耳根。这是真的！在这个世界上，可以区分为两种人：吃它的和不吃它的。不吃它的，就因为接受不了它的味道。这不是科学是文化，而"吃"用文化来解释，远比用科学来解释要高明得多。借着柳宗民喝苦汤，我还从"知乎"上阅读到有人介绍自己对它的初次体验：

> "有一次喉咙痛，妈妈给我炒了一碗鱼腥草，感觉没有腥味，吃起来特别香。不知道是心理作用，还是真的有效果，喉咙很快就好了。那个味道真是特别，好想再吃一回！"

有人把它当菜吃，还吃得美美的；另有人却根本无法把它当成能入口的食物，这都是鱼腥草！当它被当成药材用于治病的时候，却极少与口味有关了。

夏季

Summer

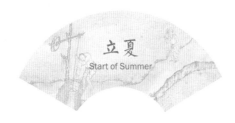

立夏
Start of Summer

熏风迎夏日初长
立夏日在公历5月
5日、6日或7日。
一般是农历四月
的第一个节气。
在立夏节气里，
有着金银花开放
的本草物候。

忍冬花发
赛金银 ∕ 金银花

小满时节，天气变热，麦类等夏熟作物的籽粒开始饱满。从"小满"走向"大满"，这是它们完全成熟前的重要时刻。

立夏后天热了，让人开始想到凉茶。自然界此时的物候，恰好将人的目光引向山野或篱笆墙院，注目那里的鸳鸯藤上，正开出的金丝银缕的美丽花朵。

江南民歌的《鲜花调》曾唱它，花开好比勾儿芽……

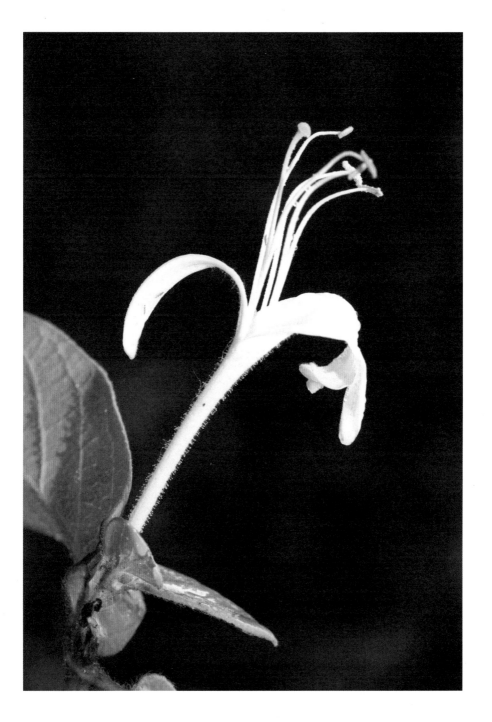

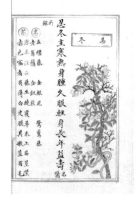

忍冬列《本草品汇精要》
草部上品。宋代《苏沈
良方》已有金银花之名，
但明代《本草品汇精要》
与《本草纲目》均未采用
此名。

🐛 花开好比勾儿芽

"好一朵美丽的茉莉花……"

赞美花儿的民歌，莫过于这首著名的《茉莉花》！

若说它的历史，其实并不久远。1957年，在北京，前线歌舞团首次在全军文艺会演上公开演出歌曲《茉莉花》，随后发行了它的录音版本。从此，一曲《茉莉花》唱遍了大江南北，唱到了海角天涯，最终成为一首跨越国界、超越种族的民歌经典。

这主角真是太过突出了，除了歌唱茉莉花，难道没有其他的花儿，可以与她媲美吗？

带着这样的联想，去深深地"挖一挖"，"挖一挖"，还真的找到了不一样的"结果"。原来，这首《茉莉花》是从江南民歌《鲜花调》改编而来的。在扬州民歌《鲜花调》中，它同时吟唱了美丽的茉莉花、金银花与玫瑰花！

好一朵茉莉花，好一朵茉莉花，满园花

香、香也香不过它；奴有心采一朵戴，又怕来年不发芽。

好一朵金银花，好一朵金银花，金银花开、好比勾儿芽；奴有心采一朵戴，看花的人儿要将我骂。

好一朵玫瑰花，好一朵玫瑰花，玫瑰花开、碗呀碗口大；奴有心采一朵戴，又怕刺儿把手扎。

——这古老的民间小调，就是由新四军的文艺工作者于 1942 年采风自扬州民歌《鲜花调》。她也正是后来名扬世界的《茉莉花》的"原型"。

《鲜花调》流传深远，据说早在清朝乾隆年间出版的戏曲剧本《缀白裘》中，就载有它的歌词。歌词同时吟唱了三种花：茉莉花（木犀科）、金银花（忍冬科）、玫瑰花（蔷薇科）。可以看出，《鲜花调》的着眼点更宽阔，代表性更广泛。

来自《幼学琼林》的启蒙说："植物非一，故有万卉之名"。不仅在民间小调中有对金银花的吟唱，而文人墨客的诗韵中，同样有金银花美丽的身影。

"金银赚尽世人忙，花发金银满架香。蜂蝶纷纷成队过，始知物态也炎凉。"

——这首诗是清朝蔡淳写的，名字就叫《金银花》。

金银花能忍冬，采了它是不用怕"来年不发芽"的；金银花不生刺，采了它是不用怕"刺儿把手扎"的；金银花没有茉莉花那样的沁人之香，更没有玫瑰花那样的碗口之大，连诗人都说它"蜂蝶不喜"，可为什么美丽的姑娘想采一朵戴，还会害怕"看花的人儿要将我骂"呢？

既然诗人都从金银花身上看到了"物态也炎凉"，金银花就有完全被忽视的时候。不用细细品味，《鲜花调》这首优美无比的民歌，在传达青年男女相思之情的同时，是否也传达给了人们另外的一层意思：

那金银花可是有着比装扮容颜更重要的用途！

⌒ 花朵背后是忍冬

美丽的金银花，也盛开在大美的山东。山东人自然相当熟悉金银花的重要价值——它是山东出产的一味道地药材，山东著名道地药材"鲁十味"中就有它。

山东是金银花药材的道地产区，优良的山东产地金银花被习称为"东银花"。

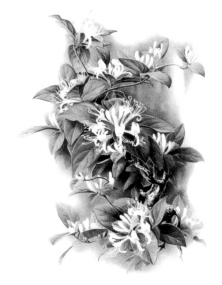

有"中国植物画第一人"之誉的
曾孝濂所绘制的金银花科学画。

有关金银花大面积种植的最早记载，见于山东的地方志，沂蒙山区成为种植金银花的适宜之地。据清朝光绪二十二年（1896）编撰的《费县志》记载：

"花有黄白，故名金银花，从前间有之，不过采以代茶，至嘉庆初，商旅贩往他处，辄获厚利，不数年山角水湄栽植几遍。"

春深花儿发金银。5月中旬，正是采收金银花药材的季节，观赏的金银花慢慢开放。趁着这美好的时节，要让更多的人认识美丽的金银花，也让人们更好地利用金银花。

明代梁清标在《望江怨·题画扇》中说："阑干小，几处金银花绽了。"

金银花绽开，为什么要依"阑干"呢？原来它本是木质藤本的一种植物。金银花的背后，这种植物的学名叫"忍冬"。

忍冬是一种半常绿缠绕藤本植物，因为它有着耐冻的特性，使它能够带叶度过大半个冬季，从而呈现出"半常绿"的状态。忍冬能凌寒的特性，深得人们的钦佩与称赞。

春天，忍冬先发出新芽，沿藤生出对生的叶片。它那一簇簇的花骨朵是从葱茏的枝叶间发出的，从细长的花蕾，到花骨朵绽开并吐丝，妖娆的绽放开来。尤其是春夏之际，她的花开放时，在不同发育阶段呈现出来的颜色有所不同，前期主要为白色，后变为黄色。所以，在藤上她的花序可以看到白花和黄花同时存在，黄白相映，得称为"金银花"。金银花开，既令人赏心悦目，其淡淡清香又沁人心脾，可美化、绿化环境，是一种很好的观赏植物。

清代词家陈尔茀《十六字令·藤花》就专述金银花的特色：

"香，一朵如霜一朵黄，金银灿，富丽满庭芳。"

金银花初夏开花，叶腋之中两两成对。所以它又被人们爱称为"鸳鸯花"。赞美此花的成双成对，还是古诗的韵味最隽永：

"天地氤氲夏日长，金银两宝结鸳鸯。山盟不以风霜改，处处同心岁岁香。"

属于藤本的金银花植物，枝条自有缠绕的特性。元代王逢诗句说："雷王药吏锦裆苔，野藤络树金银花。"他明确点明了金银花供药用。

金银花将开未开之时，那两两相对的形状，还被人们比称为"金钗股"。历史上曾经有一位叫郑文康的进士，作了一首很巧妙的《药名诗赠郑完》，其中有句"红娘敲折金钗股，笑对王孙续断腔"。这金钗股说的就是金银花。明末大儒王夫之《花咏八首》，其七即以《金钗股》为题，也是对金银花的描绘与赞美：

"金虎胎含素，黄银瑞出云。参差随意染，深浅一香薰。雾鬓欹难整，烟鬟翠不分。无惭高士韵，赖有暗香闻。"

⌒ 忍冬治病赛金银

能开鸳鸯花的自然是鸳鸯草了。

金银花虽然是木质藤本，但最初人们不经心地错称它为草，而且用它治病首先来采"草叶"，后来才专门采它的花。从用鸳鸯草，到专用鸳鸯花，它终成为人人都不能忽视的宝贵中药。

历史上有采鸳鸯草治病救命的故事在流传：

北宋崇宁年间（1102 – 1106），苏州天平山白云寺中的五个和尚，在山上采到一丛很大的蘑菇，摘回后在一起煮了吃。食用后发生中毒，夜间呕吐不止。寺中有鸳鸯草一株，三人急忙采摘鸳鸯草的叶生食，解毒而愈。另二人因不肯食这草叶，结果呕吐致死。

这件事记载在宋朝洪迈（1123 – 1202）《夷坚志·再补》中，还被宋朝张邦基《墨庄漫录》转载，南宋张杲《医说》也有引用。

这鸳鸯草，正是植物忍冬。国人早期药用，主要是使用忍冬的茎叶，后来才逐渐发展至以花蕾入药。这是由花蕾药效胜于茎叶而优选用药部位的结果，而且还从采集野生品为主，发展至大面积种植，以满足需求。

金银花的药用，不载于《神农本草经》，最早载于《名医别录》。宋代以前使用它的茎与叶，以花入药始于宋代。明代朱橚的《救荒本草》首次以"金银花"作为忍冬的正名。贵花而贱藤，始自清代，晚至民国时期，才对不同产地的金银花做出优劣之分。

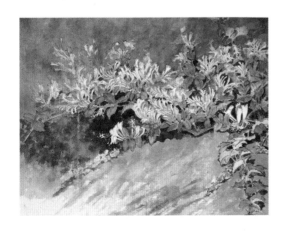

当代画家、中央美术学院教授戴泽作品《金银花》，中央美术馆藏，51cm×64cm，1962 年作。

金银花前期称"忍冬"，专家考证也搞明白了"金银花"这名的两个第一：第一次出现在方书中，是北宋末年所编的《苏沈内翰良方》卷九，简称《苏沈良方》；第一次出现在本草书籍，是南宋王介《履巉岩本草》，成书于嘉定庚辰年即 1220 年。

《苏沈良方》中收载金银花，其中有一段重要的论述，说在好多人还没叫它金银花的时候，它就能治多种病了。这到底是苏轼还是沈括呢，稍有周折经过考证我确定这段是沈括所述。他描绘自己十几年考查忍冬的经历：

我还在江西时，有个医僧叫鉴清，善治背疽，得到他的方，是用老翁须来治，让我感觉很神秘。十年后，我经过金陵，听说医生王琪也善治疮疡，药方用到水杨藤，看一下药材，就是老翁须。又过了几年，友人王子渊告诉我说得到神方，已经救活数人，用的是大薜荔。后来又经

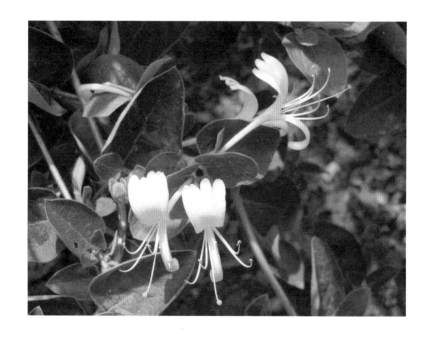

过历阳，有个姓杜的医治疮疡，曾经花费了二万钱才救活一人，用的是千金藤，真是千金贵药。再经过宣州，有官员王子骏传授一治病方，是用金银花。海州有士族刘纯臣，传授过一治病方，是用金钗股。他们这些人，都把自己的治病之术视为十分神奇，要求之下我都看了他们治病所用的草药，结果完全是同一来源的植物。余考证本草，证明全是忍冬。

沈括所见识的王子骏治病方用金银花，是金银花名的首次登台亮相！这比《履巉岩本草》还早。它有如此重要的药用价值，堪称神奇，最好能够种植它。于是沈括提出建议，不要只是依靠从野外找它，"可移根庭槛间，以备急。"从此，这美丽的花儿闪亮于中医临床，创造出更多的奇迹，再也无法令它湮没于世了。

传统的中医外科治疮痈等颇见其长。南宋陈自明《外科精要》认为金银花"治痈疽发背不问发在何处……皆有奇效。"清朝陈士铎在他的外科著作《洞天奥旨》(又名《外科秘录》)中对金银花倍加赞赏："疮疡一门，舍此味无第二品也。"

金银花这味"治疮无二"的良药，甚至在叫不出它金银花大名的时候，连咏诗都传颂它的疗疮功效。明代张弼就只知道它是花开黄白的"鹭鸶藤"，不妨以《黄白花》为题称颂它：

"花开黄白鹭鸶藤，疗却诸疮最有灵。只恐医师犹未信，老夫重为注图经。"

宋朝陆游晚年作《老学庵笔记》，有一则案例记载了金银花治疮的疗效。

陆游的侄子陆相，崇尚服食养生之术，从年少时就有服用菟丝子的习惯，服用了很多，饮食倍于常人，气血充盛，体格健壮。有一天沐浴时，搓背的人发现他的背上肿胀，他就经常留意观察，想不到肿胀越来越大，红肿热痛，难以忍受，发为背上大疮。此时恰好是在四五月间，正值金银花开，于是采了大量的金银花，依照沈括《良方》所记载的用金银花治疗"背疽"的方法，煮金银花水尽量饮用。两日之中，使用金银花好几斤之多，背肿尽消，一药而愈。

金银花药用至今，在中医临床已成为重要的一味清热解毒药，尤其在对付传染性疫病方面具有重要的作用。

〰 败火凉茶用到它

适合在亚热带、温带生长的半常绿植物金银花在我国的分布极广，北起辽宁，西至陕西，南达湖南、云南、贵州、广州、海南。

安歌《植物记》描写"金银花的春天"时，着重写到了凉茶用到金银花：

"虽然日历规定现在还是春天，可海南已经是响亮的夏日。它热得如此之快，几乎容不下艾略特写完那句诗：四月是残忍的月份……刚触四月，朋友洁就给我发了春日凉茶的配方：金银花 15 克，生地 30 克，竹叶 15 克，芦根 15 克，甘草 5 克。——对我来说，这配方太过复杂，随手把它发给了这会儿根本用不上它的北方朋友，算是不负信托。"

喝凉茶是南方人的养生习惯。有人说凉茶对于广东人是"生命源于水，健康源于凉茶"。凉茶完全不是茶树之茶，而是用特定的一类中药熬出来的药汤；凉茶也不一定必须凉着喝，有些热着喝效果更好。

一般来说，凉茶是选用寒凉药性和能消解内热的中药煎水代茶饮，或者就直接当成饮料来喝，以消解夏季人体内的暑气，或抵抗体质壮实者的内热，或治疗冬日干燥引起的喉咙疼痛等。

对凉茶的性质熟知之后，就会不断扩大它的应用范围，比如凉茶可以参与调和饮食。当今吃火锅、吃小龙虾、吃麻辣菜、吃烧烤成为一种口福的偏嗜，专好这一口的人算不上少数，凡是遭遇这些可能让人内火上升的食物，很多人总会将目光投向凉茶，把它当作佐餐之饮。

凉茶总的作用是清热解毒、清肺润燥、解暑或败火，制作凉茶所使用的中药多取其有效祛除人体的毒素，起到提高人体免疫力、抵御细菌与病毒的感染、柔润肌肤、平衡阴阳等作用。除了清热解毒外，有的凉茶还可祛湿生津、清火、明目、散结、消肿等，可用治目赤头痛、头晕耳鸣、疔疮肿毒和高血压等。只要符合体质与时令，适口的某些凉茶夏天完全可以当清凉饮料饮用。

说来说去，这金银花的功效是最为适合的，所以成为凉茶原料中最常见、最重要

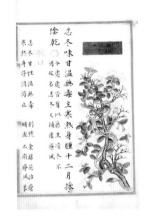

《补遗雷公炮制便览》中的忍冬图，显示的花蕾并非两两相对，更符合山银花的植物特征。

的角色。南方人新采下金银花，立马就挑到村镇上卖，以满足不少人取新鲜者煮凉茶之需。

好一朵美丽的金银花！到了真正的夏天，纵然是在北方，清暑败毒的时节到了，对于喜欢吃烧烤、嗜辣味的人，那凉茶也真用得上：他们是容易上火的群体。

21世纪的人们，竟然就熟悉了"瘟疫"这个古老的词语。市场上确实出现了金银花赛金银的现象，有的人觉得是"瘟疫让金银花火起来的"，妙称为金银花"不瘟不火"。其实，金银花不"瘟"也火。它特别常用，金银花属于常用而且量大的药材品种。

对付瘟疫，金银花是一味有用的药。可是切莫忘记：是药三分毒，用药须对证才是啊！

今日的主角金银花，如今也是带着耀眼的光环而被大江南北、天涯海角所熟知。人们唱响《茉莉花》，人们赞美玫瑰花，同样，人们也无比钦佩地赞美——金丝银缕的美丽勾儿芽！

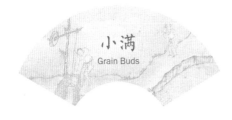

花开半看小得盈

小满日在公历 5 月
20 日、21 日或 22 日。
一般是农历四月
的第二个节气。
在小满节气里，
有着草红花开放、
采红花入药的本
草物候。

染色入药
红蓝花／红花

草红花盛开，那是夏日的美景。

不过，就在最值得观赏它的时候，也到
了采摘红花的时候了。

采呀采呀采红花。上午是采摘红花的最
好时光，张姨一手兜着束在腰间的袋子，另
一只手在红花的花蕾上雀啄般的忙碌着，花
丝早把她的手套沾染得变了色。

6 月里的重要日子有高考。而就在高考
之前，母亲到远方采红花，为儿子挣来学
费，这是最令人感动的一个场景。

来自河南的张姨是前往新疆采收红花队
伍中的一员。她在骄阳下连续采摘了几个小

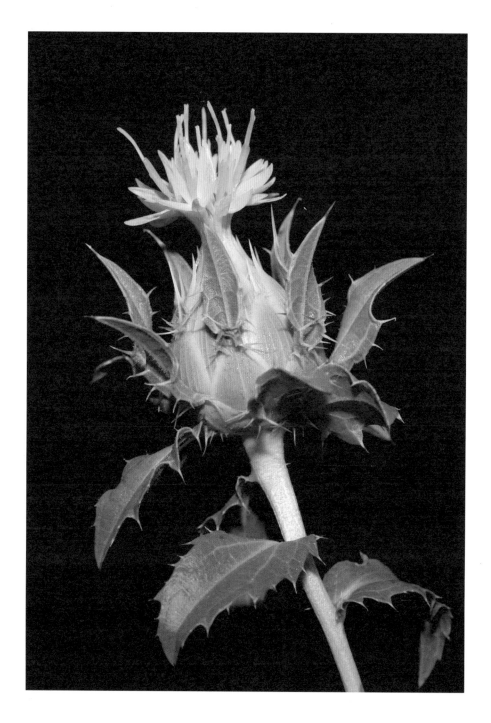

时，手酸得要命。但当她把摘完的红花过完称，按重量立马就把工钱领到了手。等采摘完这季红花，她的兜里就会赚到上万元的现金。她忙碌这些天的汗水，正可为儿子挣来学费。想到回到家后，与儿子庆祝他通过高考即将进入大学学习，虽然疲惫，张姨的脸上还是露出了的微笑。

像张姨这样为一季红花而忙碌的，不知有多少人。央视曾经有专题片《红花红了》，讲述"西部花农的真实生活"。看过它，让人见证夏日从大田采摘红花的生活滋味。

⌢ 采摘红花必有用

西北边境的新疆塔城，红花的种植成片。

立夏之后又小满，天气逐渐炎热，而红花的花冠开始由黄转红，进入到了采摘的时候。采摘红花，偏偏离不开人工的劳作。

采摘要用到三个指头使劲，食指、拇指、中指捏紧红花的花冠，然后轻轻地向上提，扭转一下，把它采下来。如果仅仅是这一下，显得轻松而且有韵味，但毫不停歇，接续不断的千次万次，那绝对是极考验人们体力与耐力的重活。

新疆是红花栽培的集中产地。新疆天山南北为我国红花的主产区，名列全国之最，质量也属上乘，为新疆四大名贵药材之一。

世界的红花看中国，裕民红花最耀眼。中国 80% 的红花产在新疆，新疆 80% 的红花产在塔城，而塔城 90% 的红花产在裕民。新疆裕民县成为新疆乃至全国最大的红花种植基地。

盛产红花的裕民县位于新疆西北部塔城地区，地处阿尔泰山山脉和天山山脉交汇处。这里是中国的西北边境，与哈萨克斯坦接壤。天然形成的塔城盆地，充足的日照，强烈的温差，独特的水土，原生态种植环境，最适合红花生长。

秋播的红花，在立夏到小满前后采收，而春播的红花采收时间要比秋播稍晚，大约在小暑后。

红花是一种比较耐旱的经济作物，它的花朵供药用就是"草红花"，这可与"藏红花"对称。而红花就是它的正名。

早春气候寒冷，红花苗被冻死的话，就会令一年全无收成。就是正常的生长情况，等待恰好的采花时机也诚为不易。农民不易，农作不易，每一次的农耕收获，都是人类与天地共生与交互适应的结果。

每年五六月间，多变的气候是抢采红花最大的隐患，要努力避开雨天。成片种植的红花，最多可采四五遍花。一茬花期到了，若摘得早了，花未盛开影响产量；若摘得晚了，花蔫了不好采摘还影响质量；最怕的是，正值花盛开时偏偏遇到下雨，花丝被淋，花粉被打掉，也就没有了采收价值。

红花在采摘后，鲜花的出干率大约为 3.7∶1。如果遇到下雨晾晒不及，令红花霉变发黑，那也不能成为合格的药材了。

单说摘花。单一行动、慢慢消遣是浪漫的。但农业劳作必须抢时间、赶进度，成千上万次的机械重复，坚持了再坚持，是与人体生理极限的抗争。红花采摘难度是很大的，需要用手指头夹紧了将花丝掐出来。看那些采花的花农，遇到的拦路虎真不少，有远离家乡的奔波，有花儿的棘手，有手指无法克服的酸痛，甚至有人一季花采下来指甲都掉了，还有花粉的过敏等，都让人打退堂鼓。他们有最终的坚持，也许原因并不复杂，只是为了生活。而谁人的生活又离得了奋斗与奉献？看到他们在劳累中，有歌唱的快乐，有付出的收获，鲜有空虚！《红花红了》，央视"讲述"栏目的红花故事，特别值得中医中药人欣赏。不只是识得了那种植物，生活生存，识病治病，采药供药，人生五味，联系有很多，品味也该大有不同的吧。我从中看到，有一位母亲，劳作所得后，马上给上大学的女儿寄上了一万元的劳动所得，那高兴的脸庞灿烂得比花儿更美丽。

红花可不仅仅是一种中药材，它集天然色素、染料、油用、药用、饲料兼用于一身。从红花籽中可提取红花油，油内的亚油酸、维生素含量较高，被誉为世界上三大保健功能营养油之一。

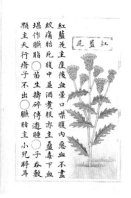

红蓝花列《本草品汇精要》草部中品，功效为墨书黑字，有"名医所录"注文。

溯古红花称红蓝

若问：什么植物开红花？偏偏就有红花开得是红花！

"红花绿叶"是泛指。没有人说出，世界上有多少种的花有时竟然都被"红花"二字一带而过了，可为什么偏偏它的专名就叫成了"红花"呢？它得到二字的正名"红花"，与它的花呈红色可供染色，而且它是古代胭脂的来源，不无关系。有其用，得专名。

溯古求源，红花并不是它最初的名号。

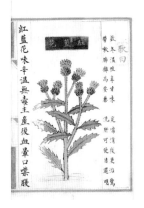

《补遗雷公炮制便览》中的红蓝花，与上图雷同，示本草典籍中沿袭仿绘现象。图右侧文字与红花无关，系款冬花歌诀。

染色入药红蓝花 **97**

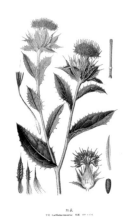

德国植物学家奥托彩绘
的红花植物图谱，载入
《世界大师手绘彩色植物
之书》。

红花，在古代称为蓝花、红蓝、红蓝花、黄蓝等。近世称它草红花、怀红花、刺红花、红花草等，最终省称为"红花"。明朝李时珍在《本草纲目》中还是以"红蓝花"为正名，他引用苏颂的话解释其名：

"其花红色，叶颇似蓝，故有蓝名。"

红花之"红"说的是它花开后的红色。慢慢解说，再从蓝花、红蓝等名称中的"蓝"说起。蓝花之"蓝"正与"青出于蓝"的"蓝"相同，不指蓝颜色而是指某种植物——蓝草。蓝草取其叶可用于提取青色（靛蓝），故统以"蓝"为名。古文献中的"终朝采蓝"与"刈蓝以染"等，指向的都是蓝草，从蓝草中提取染料正是古代被普遍应用的蓝色。

由蓝草就很好理解蓝花、红蓝的命名了——开红颜色花的一种长得像蓝的植物。红花的植物特征：它的叶呈绿色，长得与蓝草很相似。春天生苗，夏天开花。开出的花像大蓟花，是红色的。花开在一个有刺的球上。球中结种子，是白粒，像小豆一样大小。可以多次从球上采取花丝，晒干后可用作真红色的染料。

红花由野生而成为重要的农作物，自然是出于古人对其经济价值的发现和利用。因此，中国古代重要的农书如《齐民要术》《四时纂要》《农政全书》等，无不将其作为重要经济作物载录其中。

红花是从西域传到国土东部的经济植物，西晋张华《博物志》中有"张骞得（红蓝）种于西域"的记述。张骞是公元前二世纪出使西域的，而张华是公元三世纪的人。《博物志》中述说"今魏地亦种之"，其"魏地"所指是以邺城为中心的河南一带地区，显然中原地区已经用上了自产的红花。唐五代时期我国西部红花种植的情况已经较为普遍，正如北宋苏颂所说"处处有之"了。

花有用，籽也有用。明代王象晋就说，红花"其子捣碎煎汁入醋拌和食，极肥美。"美国学者劳费尔《中国伊朗编》也指出：红花"可做染料、调味品、香料、药物等用，一向很受珍视，在商业历史上起过很大作用"。

正是因为花与果各自有用，人们使用它的不同部位，有时不得不做出区分，于是在历史上有了将红蓝与红花分指它不同部位的记录，这才该是它的花单独叫成红花，而最终又被指代这种植物也叫成了红花的根本原因。

历史上种植红蓝曾经是要纳贡的，这在敦煌文献中可以寻到记录。通过对敦煌进贡"蓝"的研读发现，首先这蓝并非是用制染料靛青的"蓝草"，而是红蓝。而且那时候并非专门种蓝，只是在粟田或瓜田的地边上或田内空隙中种植。由于瓜田种植较稀，而粟的种植较稠密，就有"瓜田蓝"产出较"粟田蓝"产出较多的情况，因而政府规定进贡数量的多少不同。

专业的问题要由专业人员来解决。苏金花博士对那段历史进行专门研究后，得出了结论："红蓝的花称为红花，多以斤论；子实称之红蓝，乃以斗量。"法国学者童丕认为：农产品的红蓝"是指用于榨油前的种子"，而且红蓝"花籽油有助于饮食消化的功能，这种油质量好、产量少"。这可解释敦煌文献中贡蓝的真正答案。

有脑筋急转弯问："妈妈与母亲有什么不同？"答案是"叫法不同"。

从这样的思路引出问题，红蓝与红花的叫法真的没有差别吗？它们还是有区别的。古人在利用红蓝的时候，它的种子一般也称为红蓝，那它的花呢，就简称为红花。慢慢的，它的种子的用处远没有它的花的用处显得更重要，也就是说，红花在后世的药用价值更大。慢慢地，红花的名称逐渐成为正统，甚至于直接用红花而不是用红蓝指称这种植物，以至如今。

⌒ 制作胭脂用红花

缺少胭脂无颜色，胭脂自可染红颜。

古代女子使用胭脂的历史已有几千年。胭脂被妙称为萦绕在中国女子身前身后的一缕香魂。因为有了胭脂，才有了所谓红颜。而古代的胭脂最早是用红花制成的。

红花制成胭脂的历史足够久远。据考证，商纣时期，燕地的妇女即采红蓝花，取花汁凝结为脂用于妆饰容貌。五代时后唐的马缟在《中华古今注》中载，胭脂"起自纣，以红蓝汁凝成"。若从商纣的统治在公元前 11 世纪算起，胭脂至少已有三千年的历史。

古代西北地区的焉支山也是胭脂的出产地。《五代诗话稗史汇编》记载："北方有焉支山，上多红蓝草，北人取其花朵染绯，取其英鲜者作胭脂。"焉支山所在，是当时游牧民族的乐土，胭脂乃匈奴妇女常用之物。后来，匈奴因汉武帝的征讨而被迫向西迁徙。为此，他们唱出的哀歌被记录了下来，就是那首著名的《匈奴民歌》：

"失我祁连山，使我六畜不蕃息；失我焉支山，使我妇女无颜色。"

祁连山位于甘肃、青海两省，平均海拔在四千至五千米之间，上有冰川，灌溉附近的祁连山草原和河西走廊一带。"祁连"是古匈奴语，意为"天山"。汉以前祁连山曾经为匈奴浑邪王与休屠王的驻牧地。而焉支山，即燕支山，又叫焉脂山、删丹山、燕脂山、胭脂山等。汉以前焉支山为匈奴所据，正是以产燕支（胭脂）草而得名。

这首古代民歌载于《史记》和《汉书》。首载于北凉人所编的《西河旧事》，转记于唐朝开元年间的《史记正义》《史记索隐》及唐末的《十道志》，也可见于宋朝的《乐府诗集》及明朝的《丹铅总录》。虽然只是短短的四句反复吟唱，但那悲哀苍凉的曲调定然令听者凄恻动容。

焉支山地归中原王朝后，因为对西域用兵，西汉政府便利用焉支山及毗邻的大草滩得天独厚的天然草原，牧养良骥骏马，为西汉骑兵提供源源不断的战马。再后来，张骞通西域，又将胭脂带入中原，令胭脂受到了汉家女子的极度喜爱。

时间是抚平一切创伤的良药。随着各民族间的文化交流与人口融合，匈奴这一少数民族最终也逐渐融入了多民族团结的大家庭。但这首匈奴诗却一直保持着魅力，留下了红花染腮红的美好记忆。

胭脂从西域传入中原，既得到推广，更得到提高。汉代的工匠们学会了在花汁中加入动物油脂，使之更加便于贮存和使用，而且成本更低，逐渐使得普通百姓也可接受。于是，女子作红妆者与日俱增，且经久不衰。

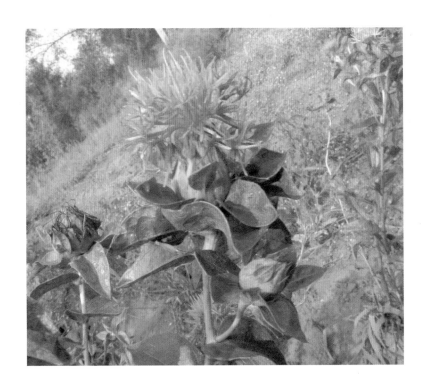

　　胭脂的应用，隋唐尤盛，当时出现了白粉敷面，再以胭脂匀于面颊及眼睛周围的"桃花妆"——白里透红，以胜桃花。

⌒ 织物染色用红花

　　对于用红花染出的奢华，唐代李中《咏红花》诗句所况正是：

　　"红花颜色掩千花，任是猩猩血未加，染出轻罗莫相贵，古人崇俭戒奢华。"

除了用作化妆品，红花用作织物染料，在古代尤为常用。红花对织物既可染红，又可染黄。红花含有的色素，主要成分红花苷为常用的红花红色素，另可分离出红花黄色素。

红花红色素用作染料，可染出大红色和粉红色，那种大红色是一种高贵的颜色。

古人采用红花泡制红色染料的过程如下：

将带露水的红花摘回后，经"碓捣"成浆后，加清水浸渍。用布袋绞去黄色素（即黄汁），这样一来，浓汁中剩下的大部分已为红色素了。之后，再用已发酸的酸粟或淘米水等酸汁冲洗，进一步除去残留的黄色素，即可得到鲜红的红色素。这种提取红花色素的方法，古人称之为"杀花法"，此方法在隋唐时期就已传到日本等国。如要长期使用红花染料，只需用青蒿盖上一夜，捏成薄饼状，再阴干处理，制成"红花饼"存放即可。待使用时，须用乌梅水煎出，再用碱水或稻草灰澄清几次，便可进行染色了。"红花饼"在宋元之后得到了普及推广。

明末宋应星《天工开物》"彰施第三"对草木染色工艺法记载很详尽，共记录了二十六种颜色染色。其中记载了用红花饼染色大红、莲红、桃红、银红、水红等色的方法。他记载下这些的时候，并没有意识到，这些是当时中国最为领先的"先进"技术。

◯ 红花入药同样名贵

红花为直立草本植物，高 45 ~ 150 厘米，叶子披针形，边缘有针刺，夏季开橘红色花。

早在汉代就已引入中土的红蓝花，在本草中追寻其入药之始，它最先收载于唐代《新修本草》中。药材来源为菊科一年生草本植物红花的筒状花冠，在夏季花瓣由黄变红时采摘。

红花原产埃及及尼罗河上游，西欧和北非，在我国已有二千多年的栽培历史。中国的红花后来又传入高丽（今朝鲜和韩国），经高丽再传入日本。

红花为新疆四大名贵药材之一。由于长期的自然选择和人工选择的结果，形成了适合不同地区栽培的人工居群，有新疆吉木萨尔居群、四川简阳居群、河南新乡居群、云南巍山居群等。据实验比较不同居群红花的活血化瘀作用，结果是新疆者最优，四川者次之，河南和云南者再次之；并且红花活血化瘀作用的差异与红花中所含黄色素和腺苷含量相关。

红花是一味内外兼用的活血良药。医圣张仲景就用红花酒来治病，《金匮要略》有记载：

"妇人六十二种风，及腹中血气刺痛，红蓝花酒主之。"

某位文人名家在咏吟"桃红又是一年春"时，听到老中医口中念念有词，也在说"桃红"如何，仔细一听，内容却是"四物汤内桃红入，活血行血又逐瘀。"经请教，原来那是一首中医成方，方名叫作"桃红四物汤"，因为处方中有桃仁与红花的加入……

有一位病恹恹的少女，深受疾病的折磨，经老中医用桃红四物汤治疗，竟然应手而愈。这位文人先生听过老中医的讲述，后来又遇见到了那位主人公，了解到果然不虚。他深为折服，并受病家之托，亲为老中医命笔写下了"妙手回春"的墨宝。

再后来，这位名家说，当自己在见到或听到"桃红又是一年春"的情景，脑海中同时会联想到一句中医歌诀——四物汤内桃红入，活血行血又逐瘀。

看桃花，是春日浅浅的观赏；而摘红花，是夏日火热的体验。曾经为红花立传的一位中药师，因此喜欢咏吟这样的两句：

"此桃红与彼桃红，红花独占红花名。"

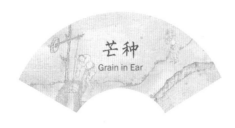

芒种
Grain in Ear

风吹麦浪向阳生

芒种日在公历6月
5日、6日或7日。
一般是农历五月
的第一个节气。
在芒种节气里，
有着大众在端午
节悬艾的本草物
候。艾叶是中华
医草。

医草艾草
承大爱 ／ 艾叶

端午节，处处可见采艾悬艾。

识物性，说艾草，它能从太阳取火，它
是一味纯阳药。

艾草医用最为特殊，被誉称为"医草"，
大能祛散寒邪，作灸外治，内服补阳。国人
识艾用艾，形成了丰富的艾文化。

到底该怎样最简单地说明白它，我说，
艾草正是"爱草"。

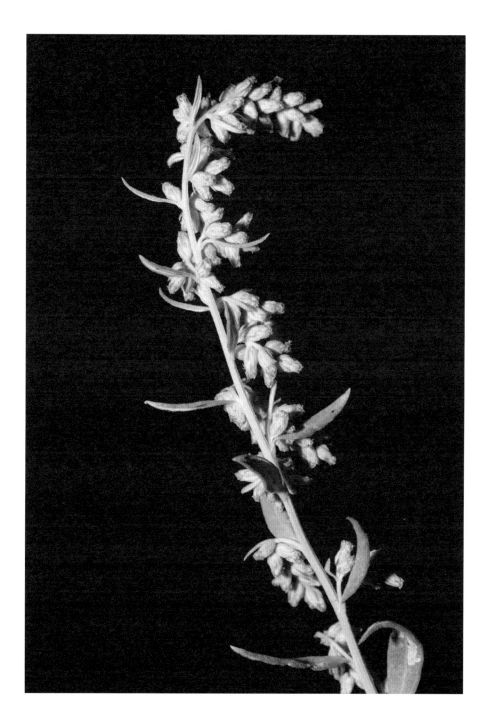

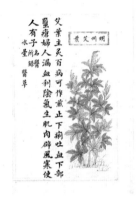

明叶艾紫

艾葉主灸百病可作煎止下痢吐血下部
䘌瘡婦人漏血利陰氣生肌肉辟風寒使
人有子水墨所輯

名醫

艾叶列《本草品汇精要》
草部中品，功效为墨书黑
字，有"名医所录"注文。

冰台取火有艾绒

　　艾最早所指称的，其实是一类野生的蒿草，许多时候就称呼它们为艾蒿，在植物分类上属于菊科蒿属。它们是野生而普遍的，最为常见的品种如艾（家艾）、野艾蒿、南艾蒿。独立种的"艾"是最具有医用价值的，有医草、灸草的美称。

　　艾属于最普通的杂草种类，广布于各地。艾是我国劳动人民认识和使用最早的植物。采葛、采萧、采艾，被古人认识之后它们都成为可治病的药材。《诗经》中的先民，边采药边唱歌，他们所采的，就有最常用的葛根、青蒿和艾叶。《诗经·王风·采葛》在咏唱：

　　"彼采葛兮，一日不见，如三月兮。彼采萧兮，一日不见，如三秋兮。彼采艾兮，一日不见，如三岁兮。"

　　《诗经》是收载我国西周初年至春秋中叶（公元前11世纪～公元前6世纪）约500年间诗歌总集。王风即"王畿"区域内的民间歌谣。王畿指王城周围的地域，西周时期指镐京（西安西南）及其周围由周工直接统治的直辖区域，东周时期指洛邑（洛阳）及其周围由周王直接统治的直辖区域。《诗经·王风》所描绘的这些场景，让今人遥想当时先人们鲜活的生活状态，其中的生活场景也蕴含了中医药起源。

遥想古人，"钻木取火"谓原始。使用工具和用火是古人类区别于其他动物的巨大进步。

古代人类的祖先除了钻木取火，还有其他一些什么样的取火方式呢？当然有了，比如石器相互撞击出火星，也可以取火。而通过利用冰块向太阳取火的方法，更显示出古人的聪明才智：

寒冷的冬天，取来一块坚冰，把它削圆，举起来对着太阳，下面照射向"冰台"，让冰台承接太阳的光辉。不一会儿，冰台冒烟起火。这火，真正是太阳给人类送来的温暖！

冰台？多么奇妙的东西呀！对它，你会觉得久远而陌生吗？其实，说来它很普通的——这取火用的冰台，不过是柔软的艾绒。《尔雅》中释艾，名冰台。西晋张华《博物志》载：

"削冰令圆，举以向日，以艾承其影，则得火。则艾名冰台，其以此乎。"

采集艾叶，可以取火。可如果没有冰块，又怎样才能聚光呢？后来古人又发明出了"阳燧"，即打磨得非常光滑的金属杯或盘，能够汇聚阳光，"以艾承之"，同样能够取火。古人充分利用了艾叶纤维的细密引来火种，把太阳的温暖与光明留在了大地上。

端阳艾草最芬芳

"端阳时节草萋萋，野艾茸茸淡着衣。无意争颜呈媚态，芳香自有庶民知。"

诗句描绘的艾，说它是被庶民广知的有用之草。艾，又名家艾、艾蒿，它可是我国劳动人民认识和使用较早的药用植物。

用艾取火，识其有烟。烟熏而得识其性，识其性而用其治病。如此简单的一句话，却不知我们的先人经历了何等长久的经验积累，方使得艾成为被普识的一种治病药草。

庄子中"越人熏之以艾"，从丹穴中请出了王子，那件事当时与治疗预防疾病无关。而到了孟子，就已经肯定地说："犹七年之病，求三年之艾也。"意思是说，患了七年之久的慢性疾病，选用三年的艾可以治好。古人称艾叶为"医草"（《名医别录》）、"灸草"（宋代陆佃《埤雅》），说明了艾叶在中医医疗中的广泛应用。

既言端阳时节，野艾萋萋与茸茸。在五月端午这个中国古人的"卫生节"或"防疫节"的风俗中，艾草最是其中的主角，它是卫生战线充满了神秘功能的隐逸"战士"，只待那一刻的出击。端午时节有"艾虎"与"蒲剑"这些祛邪利器，老百姓有俗语说："五月五日午，天师骑艾虎。蒲剑斩百邪，鬼魅入虎口。"老百姓对它们的需求是朴实的，来自于生活的需要。而在诗人的笔下，对它的赞美，显然充满了更多的感情渲染。比如我特别欣赏刘家魁《采艾蒿的人》：

这是百毒泛滥万恶横行的季节

看不见的威胁，无处不在，防不胜防

……

据说艾蒿浓郁的苦味

能逼退所有入侵的妖魔鬼怪

我们必须采几根艾蒿

插在窗棂上、门楣上……

天可怜见！能够保护我们的

竟然是艾蒿的苦味……

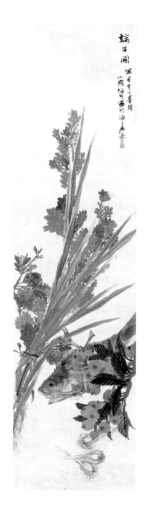

近代任伯年《端午图》以艾草、菖蒲、蜀葵为主要表现对象，以地面上摆放的枇杷、蒜头为辅。

艾草的叶片上长有白毛，所以令整株呈现出一种灰白色，它的枝叶也就不是完全的那种碧绿色。艾草是真正的药草，全身散发着浓浓的香气——那是一种药草香。

端午节时，它一举从各处旷野的野生状态，升至乡间各家各户的门楣之上，这习俗多年延续，时来即兴，家家雷同，南北亦然。民谚说："清明插柳，端午插艾"。在端午节，人们把插艾和菖蒲作为重要内容之一。家家都洒扫庭除，以菖蒲、艾条插于门楣，悬于堂中。并用菖蒲、艾叶、榴花、蒜头、龙船花，制成人形或虎形，称为艾人、艾虎；制成花环、佩饰，美丽芬芳，妇人争相佩戴，用以驱瘴。

年轻人对艾草的记忆，会通过家里老

一辈人的使用而加深体验。端午时节，会用到它来祛风除湿，沐身或浴足，即使产妇也可用它来洗澡，它还可用于熏蒸。

"艾草是爱"！这是多么有情的话语。当我读到杜怀超《艾草：庇佑民间的菩萨》时，就被深深地感动了。那挚爱的文字，愿与诸君共赏：

艾草在民间，总是起到一个全方位呵护与守卫的战士的作用。

农历五月，再忙，母亲也总要从菜园里刈些艾草、菖蒲，采些杂草的嫩叶，置于铁锅中，浇上井水，在柴火的燃烧里，逼出绿色或者褐色的汁液。然后，母亲挨个给我姐姐们和我洗澡，褐色裹挟着绿意从头浇下，流过脊背、腿，一直到脚跟，河流般缠绕全身，那温润夹杂着青草的气息浸润着我。近距离地与这些植物聚在一起，我感受到了零距离的清凉，似乎浑身的汗毛都张开了呼吸的空隙。洗吧，洗吧，洗净我们身上的尘埃、荒芜与污垢，洗净我们身体内的杂质、喧嚣与肮脏，洗出一个青枝绿叶的我吧。

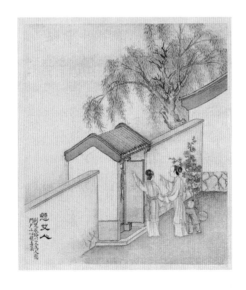

清朝宫廷画师徐扬《悬艾人》，描绘的正是端午节时俗。题识"荆楚风俗以艾为人悬门户上，以禳毒气"。

我感佩母亲的举动。我问母亲："这是什么啊？"母亲很抒情地答道："是艾（爱）啊！"那悠长的声音里，包含着万千疼爱。……

⌒ 理气散寒又通经

艾草即艾蒿，它是菊科多年生草本植物，具有特殊的香味，有很好的驱虫和净化空气的作用。

艾叶药用，虽在医方典籍中有较早记述，但入本草专著却相对为晚，最早的《神农本草经》记述的 365 味药物之中，并没有它的身影。它是在其后被陶弘景收入《神农本草经集注》中 760 味药物之列的。本于《神农本草经》对药物的上中下三品分类法，它被列为草木中品。

艾叶药材主产于安徽、湖北、河南、山东等地。结合典籍记述有四个地方的艾草非常著名，分别是北艾（河南）、海艾（浙江）、蕲艾（湖北）、祁艾（河北）。

采集艾叶药材，一般是在端午节前后割取全株，取下叶片，或直接采下叶片，晒干或阴干，生用或喷醋炒炭用。其叶片晒干，捣成绒状，即为艾绒，可供艾灸时使用。

艾叶用于治病的最早记载见于《五十二病方》，其成书不晚于战国时期，用作外治，其中之一即为灸法。

艾叶是《黄帝内经》一书提到的为数不多的几种药物之一。

东汉张仲景《伤寒杂病论》中，附方中有两个用艾的处方——胶艾汤和柏叶汤。胶艾汤用艾叶配伍阿胶、芍药、川芎、当归、干地黄等，治疗经寒不调或胞阻胞漏、宫冷不孕等症，取艾叶之暖宫止血作用；柏叶汤用治吐血不止，取艾叶"主下血、衄血"之功。此二方至今仍为中医临床所沿用。

东晋葛洪在《肘后备急方》中有艾酒，"艾千茎，浓煮，以汁渍麴作酒"，用于治疗白癞。

明代著名的药物学家李时珍之父李言闻著有《蕲艾传》一卷，称赞艾叶"产于山阳，采以端午，治病灸疾，功非小补。"《本草纲目》中收载艾叶，又称为黄草，在附方中收载用艾叶治病的单验方多达 52 个。

◯ 艾灸治病应用广

有一家装饰得古色古香的针灸诊所，店堂大门两旁悬挂着一幅关于艾的对联："知艾祈福，善灸延寿。"据此，我生吞活剥地草拟了述艾的另一幅对联——

"艾可祈福识之多采；灸能延寿知而善用。"

"捣作缠绵絮，烧来清淡香。"这正是说艾叶用于灸疗。千百年来，针灸是中医极为重要的外治手段，而艾草，就是针灸术中"灸"的最重要的原材料。

莫忘冰台取火，亦是识药实践。先民们最早利用冰块的折射来取火，在选择使用细碎的艾叶之前，也用过许许多多的其他物品，木块太不容易引燃了，各种碎草树叶放在冰台上，又"呼"的一下子烧没了。直到从中选出了最优等的材料——细碎的艾叶，它引燃的火星经久不息。而且在多少次艾叶或艾绒燃烧的过程中，取火的人发现，它的火星温度竟然比其他的引火物要高得多，具有很强的透热性能。即使隔着薄石块或

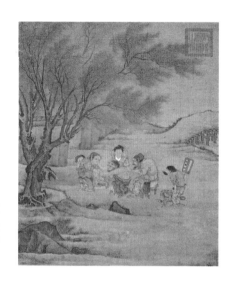

南宋李唐《村医图》又名《灸艾图》，描绘了民间医生为病患艾灸治病的情形，人物肢体语言、面部表情丰富，生动传神。

瓦片，它都能将炽热之感传递过去。从温热真正体会到艾的纯阳之性。艾火烘烤到人体，温暖会令身体感到舒服，甚至能够使一些病痛得到改善，身体上的一些特殊的位置效果会更好，古人正是经过对人体进行熏灸的不断探索，从而形成了中医学独具特色的艾灸治病方法，又称灸法。

房外的大树荫下，病人袒露着上身，双臂被一位老农和一个少年紧紧地抓着，身边另一少年则按住了他的身子。病人显然被灼痛了，他双目圆瞪，张着大嘴，声嘶力竭地叫喊着，一条伸出的腿也被人死死踩住。周围的人将他固定，正是为了使他能够承受背上的疮伤被艾火熏灼。而病人背后那位坐在矮凳子上的村医，端的是神情专注，目光如炬，胆大心细，灸治有序。

——以上文字描述的艾灸治病瞬间，是我们在存世文物《村医图》中欣赏到的精彩一幕。它收藏于台北故宫博物院，为南宋李唐所创。这一幅风俗人物画也曾叫《艾灸图》，描述了走方郎中（村医）为村民治病的典型场景。作品如此生动有趣，声情并茂，可谓画中神品。它也深深打动了乾隆皇帝，忍不住在《村医图》上加盖了"乾隆御览之宝"之印，以示对此画作的欣赏与收藏。

比这幅古画更早的，唐代韩愈说过："灸师施艾炷，酷若烈火团。"这多少反映出古时的艾灸有时较为痛苦，发展到今天，艾灸不仅相对温和与安全，甚至成为患者乐于接受的绿色疗法。

古人认为"大病宜灸"。《黄帝内经》有"针之不为，灸之所宜。"灸法是利用艾叶，捣搓成细绒（艾绒）后，做成的艾绒炷或艾条，在人体选定的皮肤表面如穴位或患处等点燃或熏灸，借艾火的热力透入肌肤，以起到温经散寒、疏通经络、调和气血、温补中气等作用，从而达到治病和保健作用。

东晋名医葛洪的妻子鲍姑是用艾条治病的第一人，她用广东越秀山上的艾制成艾绒，用火点燃，灸人赘疣，不久就可消除。这种治病的方法，皇家贵族也用得上。有一次，宋太祖赵匡胤的弟弟太宗赵匡义病得很厉害，太祖前去看望他，亲自用艾灸为他治疗。由于熏烤使太宗感到疼痛，太祖就拿了艾灸熏烤自己。《宋史》卷三的"本纪"记载：

"太宗尝病亟，帝往视之，亲为灼艾。太宗觉痛，帝亦取艾自灸。"

清代临床实用本草著作《本草从新》中说，取艾"以之灸火，能透诸经而除百病。"赞誉艾叶能够"灸治百病"实不为过。灸法因此被医家推崇为"医之大术"，是"要中之要术"。

艾灸疗法不仅能治病，还能健身延寿。关键是，艾灸要用准合适的穴位，治不同的病灸不同的穴。灸准穴位很重要，这道理连古代的诗人都懂，所以有诗句"灸病不得穴，徒为采艾人"。

神阙穴，是艾灸保健中重要的穴位之一。

脐，俗称肚脐眼，这就是中医所说的"神阙穴"。以现代医学的观点看，"脐"只是初生儿脐带脱落后遗留下的一个瘢痕组织，但中医学认为，脐中是一个具有治病作用的重要穴位——神阙。此穴被认为是经络之总枢，经气之汇海，能司管人体诸经百脉。当人体气血阴阳失调而发生疾病，通过刺激或施药于神阙穴，便有调整阴阳平衡、气血和畅的功能，收到祛邪治病之功效。

⌒ 艾叶的食疗滋味

中药的发生学有药食同源之说，诚不谬也。艾叶可供食疗祛疾或保健养生，也很好地体现了它药食同源的本质。

唐代孟诜《食疗本草》最早介绍了艾叶的食疗方法及作用："若患

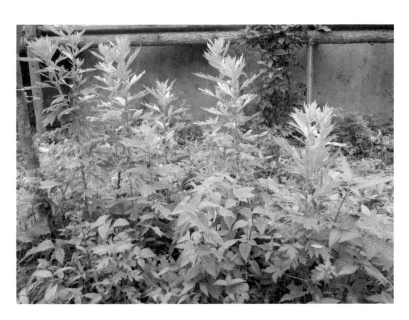

冷气，取熟艾面裹作馄饨，可大如丸子许。"

像艾叶、香附性温而助阳祛寒，特别适合于女性应用。阳虚体质的女性，在养生保健时使用到艾叶、香附等温性药味的情形十分普遍，有许多可供选择的各种药膳或点心。在此选介几款以为启示。

艾姜煮蛋

主要材料：艾叶 15 克，生姜 25 克，鸡蛋 2 个。

方法：将上三种原料加水适量同煮。待鸡蛋熟后，剥去蛋壳复入原汁中煨片刻。饮汤食蛋，每日 2 次。

功效：具有温经、止血、安胎、散寒作用。

艾叶红糖荷包蛋

主要材料：艾叶 15 克，鸡蛋 3 枚，红糖适量。

方法：将艾叶放入冷水中，大火烧开，小火再煮 20 分钟，然后沥出艾叶，汤汁中打入 2~3 枚鸡蛋，蛋熟后调入红糖，供吃蛋喝汤。

功效：特别适合宫寒不调或宫冷不孕症患者食疗。发挥艾叶暖宫止血安胎的作用，帮助培育优质卵子。为方便起见，可以先煮好艾叶水备用，使用时只需加热煮开艾叶水后，打入鸡蛋、放入红糖即可。简单制备，迅速即成。

艾梗鸡汤

主要材料：鲜艾梗 150 克，非应时季节取用晒干的艾梗，用量减半即可。鸡 1 只（约 1500 克左右）。生姜 10 克，精盐适量。

方法：将鸡宰杀放血，拔毛，去内脏，清洗干净，切成大块。生姜洗净，不去皮，拍扁。建议选用瓦锅，放入老母鸡、艾梗、生姜，加足量清水。先用猛火烧开，去浮沫，煮约 5 分钟后，换文火慢煮，以水面有滚沸为度，约近2小时即可。适量精盐调味。可供食肉饮汤。

特点：成品清香四溢，稍有苦辛味，对身体保健特别有益处。

煲艾草汤，一般选用老母鸡。采用新鲜艾梗煲汤，味道会更香。吃鸡肉时，若味太淡，可以点蘸酱油。

其他如嫩艾叶炒鸡蛋、香艾肉圆、艾叶薏仁粥、香艾饺子等，原料有不同，制备成型也有不同，方法多多，可根据需要进行分析取用，也都是不错的选择。

但艾叶的"食用"也要注意方式和限度，万事过犹不及。以鲜艾叶入馔、入菜、作饼等并不适合吃得过多。如多服、久服艾叶，有时会对身体不利。

新鲜艾叶入馔，人们不会错过艾叶最好的时节。为了用它制作吃的，春天去野地里采艾叶，两眼盯得最紧的，就是野地里泛出最鲜最嫩绿色的艾尖。茎短叶大的嫩艾，才是入馔的上品。

手中拿一把小镰刀贴地轻挥，割下数捧，用手指捻一捻，提至鼻下嗅一嗅，那馥郁的草药香直入脑际。鲜嫩的艾草叶和芽可直接作蔬菜食用，在加热时它的芳香飘满屋，边做边口水欲滴，是吃一次怀念一年的美味。品种也很多，有艾草鸡蛋、艾草茶、艾草汤、艾草粥、艾蒿肉丸。艾草还可以做天然植物染料使用，将青青艾草汁和面，可以成就糯米粉，于是又有了艾草面条、艾草饺子、艾草团子、艾蒿馍馍、艾蒿糍粑糕……入口品尝，那艾草的清香、粉团的糯香，在舌尖层层化开，柔柔地荡漾着，把药草的芬芳装满了齿颊。

艾叶汁是法国著名的"味美思"酒的主要香料之一。艾叶中提取的艾叶油还是多种香水、化妆品的调料。

艾草，最是中国的，也是世界的！

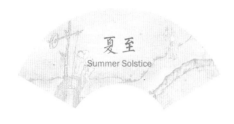

夏至
Summer Solstice

星繁昼热夏方长 夏至日在公历 6 月 20 日、21 日或 22 日。一般是农历五月的第二个节气。夏至三候："一候鹿角解，二候蝉始鸣，三候半夏生。"二十四节气中的普通物候，夏至的药味是最浓的，鹿茸、蝉蜕、半夏，都是著名的中药。古人说"五月半夏生"，这几乎成了谜，从解谜到识半夏药性。

何谓五月半夏生 / 半夏

四月芳菲尽，盛夏绿遮眼。

用"转眼来到五月中"，来猜一味中药名。答案是"半夏"！用五月的时间节点，来紧扣当夏之半的"半夏"，本自古语"仲夏之月……半夏生"，其时"盖当夏之半"。

半夏的名称，千年不易。很早的《神农本草经》与《黄帝内经》就不用说了，比这更早的《五十二病方》也是半夏之名。半夏的名称，如此高古。

认识半夏的人极多，用它治病也常见。"五月半夏生"？古人为什么说它五月才生，这让现今极多极多的人说不出个所以然。心

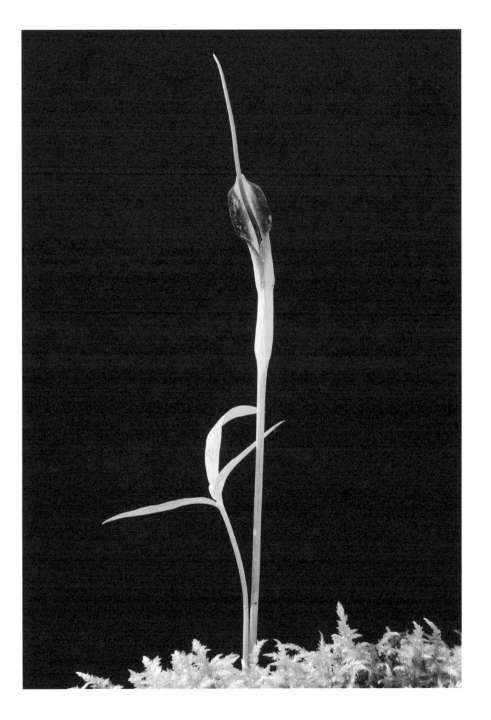

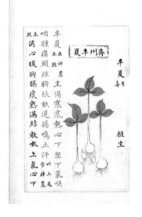

半夏列《本草品汇精要》
草部下品，一茎直上，三
叶的特征十分明显。

中的疑问自然是：早在二月的春天里，它不
就已经发芽出生了嘛？！

然而，在中国古人的视角下，半夏竟然
就成为了农历五月的物候。为什么呢？真正
要想弄明白它，最好是在仲夏五月"亲自"
去挖一次半夏看一看。

田中半夏何其多

诗词里的夏天，乐府诗句中有"莲叶何
田田"，那是极美妙的景致。

对"田田"释义，就有"像田一样广
袤"的说法。因为那田，也可指向农田。见
到有人这样解说，说田字本是一个象形字，
其小篆就像阡陌纵横的一块块农田。田的甲
骨文，其字形特别多，有的"田"字外面就
是圆形的，与荷叶的外形特别相似。所以，
田字可比喻密密层层、挤挤挨挨的荷叶，如
同一方方农田成片好看。

如果，把"何田田"，转译为"何其
多"，或许是不是也可以呢？

借用何其多的意味，那么你可知道，在
广袤的大地上，"何田田"的一种草本植物
就有半夏，它的一个古老的名称就叫"守

田"，而且人家又自带"夏"的标签。

半夏为"广布物种"。只从这简单的描绘上，就足见专业人士对它的界定。在中国大陆，除西南区域的内蒙古、新疆、青海、西藏未见野生外，其余各省区均有分布。

除了有"守田"的别名，古人还称它为"地文"，有的地方又叫它"地星"或"地珠"，无非说它在地里常见，最终还是半夏之名最得到公认。

草本的半夏，长有直立的绿色茎条，而且有椭圆形的叶片，观赏价值非常高。它开出的"花"，其实是绿色的佛焰苞。苞中有细长的中轴高挺出来，上面着生的雄花在上、雌花在下，后来长成密集的小浆果，被外面的苞片所包围。它的花序梗，单独从地下钻出来，往往高过茎叶，突出显示它的俊美。

半夏是多年生的。人们常见的半夏，是长有三个小叶复叶的，难怪它有个"三叶草"的俗名。长成三叶时，是它二三年时的样子。它在第一年只长出单叶，比较圆一些，呈卵状心形。等它长成三个小叶时，恰似水胖样的小孩长高了个子，叶子不再像初生叶那样卵圆，而是长成了椭圆形到披针形。由于它三个小叶的特征太过明显，所以人们把它彰显在名字里，把它叫成三叶头草、三叶半夏或尖叶半夏等。

半夏在地下生长的是近球形块茎，因为它有用，所以有时也特别在名字中加以强调，名称就有球半夏、地珠半夏或地慈菇。

半夏的独自生存能力较差，具有明显的杂草性，常常与其他喜阴湿的植物群伴生。半夏属于浅根性植物，过去常见于农田中，与农作物相伴生长。野生的它又多见于山坡、溪边阴湿的草丛或林下。到了夏季，它适宜在半阴半阳中生长，畏强光。若受到光照，植株往往枯萎，出现夏季的倒苗现象。

小小草本的半夏，挖出它的球茎，就是一味具有悠久历史的中药。

古人观察万物，不是总结性地说"春生、夏长、秋收、冬藏"的吗？难道半夏不是春天生长发芽的吗？就半夏的个例来说，它也是的！

至于半夏在五月的物候，是有一特殊现象的，那就是半夏的"珠芽生殖"！

⌒ 怎能不识"珠芽生殖"

半夏的物候记录，最早见于《礼记·月令》："仲夏之月，鹿角解，蝉始鸣，半夏生……"。

"五月（半夏）苗始生"这句话，是颜师古为半夏释名所说，他的注释是："半夏，五月苗始生，居夏之半，故为名也。"

"仲夏之月"何时？农历以四、五、六月为夏天，仲夏之月自然是农历五月。如果真的是夏天"五月苗始生"，半夏这种植物是不符合事实或实际的呀。好多人带着这样的困惑，质疑颜师古的"苗始生"注说未必正确。

必须肯定，古人所观察到的物候，"仲夏之月……半夏生"，是真实的，而且古今皆然！然而，由于颜师古的注文出错，以至于困惑了古今多少代人！颜师古之错，在于他的注文中一个多余的"苗"字，导致了不求甚解、未识真相者，陷入了糊涂。

在同道问我半夏的问题时，我也曾解说不了。但终于有一天，我悟到了颜师古因"苗"字而误人，正是联想到了半夏"珠芽生殖"。——那正是在五月所发生的。"珠芽生殖"才是古人所说的"仲夏之月……半夏生"的正解！

"仲夏之月……半夏生"，或"五月半夏生"，其正解是基于半夏

"珠芽生殖"这一人人可见的植物生理现象。本是普通到人人可见，实际上许多人却对它忽视了。结论一旦被点化，那些怀疑的人，只要亲眼去看一下，也就豁然开朗了。

半夏在我国分布极广，极其普通而常见。它的物候特点并不神秘，显然它并不是"五月苗始生"。无需怀疑它的古代物候异于当今，其实在本草典籍中，屡见古人对半夏二月生苗或生叶的记述，如《本草纲目》转引《吴普本草》"二月有始生叶"，宋代《本草图经》谓"二月生苗一茎，顶端出三叶"，如此清楚明白：半夏并不是五月才生苗，春天到来它早早就生出苗叶来了，绝对不是等到仲夏的五月才发芽生叶。

植物的生长繁殖，有多种途径，有性的如最常见的种子繁殖，无性的如扦插、压条、嫁接、分株等。至于要正确解决"半夏五月生"的谜团，必须认识半夏的"珠芽生殖"现象。

《礼记正义》记载"仲夏之月"的物候有"鹿角解，蝉始鸣，半夏生，木堇荣。"

在农历五月的时间点上，就在此时，只要把观察它的目光由地上转向地下，答案立马就可以揭晓了。

农历五月，去野外采挖几株开花的半夏植株，不难看到，它的最下部是半夏的球茎，上部是花叶，那么它的中部呢？对的，重在观察它的中部，这才是真正的奥秘之所在——原来那儿正生长出了它的"珠芽"！

就在农历的五月份，就在半夏的植株中部，竟然生出了小小的球茎，发育较好的已经明显有要发芽的样子。原来，在仲夏农历五月，正是半夏的第二代"出生"之时！它这时候的小芽胞，将会成长为下一代的半夏。

半夏第二代的这个芽球，并不是春天一抽茎叶就有的，要有也仅仅是它的"前体"，只有到了仲夏五月之时，它的"全身"才成形，才完成了所谓"胎儿"孕育的全过程，成为真正的"婴儿"半夏，或称"仔"半夏。农历五月真正是半夏"传宗接代"的时候。原来，《礼记》中古人的"仲夏之月……半夏生"是特指的，特指半夏生长过程的繁育环节，这一环节指向它的球茎的再生，那有一个专门的时间点——"仲夏之月"，即五月！

"珠芽生殖"，这就是我对半夏"五月生"所给出的物候学与生物学解释。

⌒ 吃它吃出趣事来

半夏虽有名字叫"守田"，终究还是守不住自己的球茎。古人把它"挖呀挖"，挖出来先认识，并且就入口尝它。把它当成食物来试吃，还真吃出药味来！古人的智慧，有好多是今人所不易想象的。

半夏列为《神农本草经》下品药，从三品药的分类原则上，可轻易地推知半夏属于毒性中药。

半夏太常见了，挖出来不吃它，都似乎对不起这丰富的资源。在历史上，齐州（今济南）的半夏很多，竟然就成为特产。尤其宋朝，半夏制成的小食品很风行。

半夏不制备是吃不得的。宋朝时，有用半夏制作的一种风味小吃，经用陈皮、降香、草豆蔻、生姜等依法炮制后，消除了半夏的毒性而供食用。这种法制半夏，细嚼后口觉甘香，且能开胃健脾，燥湿化痰，甚至经常食用后，咽喉会觉得甘香舒适。它因此成为一种老少咸宜的风味小吃。

北宋名人有"三孔"，是亲兄弟，临江新喻（今江西新余）人，诗文俱佳。大哥孔文仲字经父，老二武仲字常父，三弟平仲字义甫，或作毅父。有一次，孔武仲从千里之外给弟弟孔平仲寄了一包齐州所产的半夏。收到后，平仲的几个孩子误认为是可以吃的法制半夏，相互争食，结果导致中毒。孔平仲《常父寄半夏》一诗对此有生动而细致的描述：

"齐州多半夏，采自鹊山阳。累累圆且白，千里远寄将。新妇初解它，诸子喜若狂。皆云已法制，无滑可以尝。大儿强占据，端坐斥四旁。次女出其掖，一攫已半亡。小儿作蟹行，乳媪代与攘。分头各咀嚼，方爱有所忘。须臾被辛螫，弃余不复藏。竟以手扪舌，啼噪满中堂。父至笑且惊，亟使啖以姜。中宵方稍定，久此灯烛光。……"

孔平仲诗中说，山东是半夏的道地产区，齐州多产而盛名，著名的鹊山就有出产。打开常父寄来的包裹，孩子们都认为是经过了炮制的法制半夏，是可以吃的，于是大儿占、次女抢、小儿要。但误食生半夏后，他们须臾"被辛螫""手扪舌""啼噪满中堂"。诗中把生半夏中毒后口不能言，以及用生姜解毒等，交待得既生动又清楚明了。

古人早就发现生半夏有黏液发滑而有毒。汉代《金匮玉函经》记载："半夏洗不熟有毒"。李时珍《本草纲目》记载："……不尔戟人喉"。古人即使是在使用生半夏治病时，都要切开，用开水烫洗很多遍，洗去黏滑，直到洗得水清了才能用。将半夏炮制减轻毒性，正是中药炮制之妙。中医临床所用半夏的炮制品有多种，如清半夏、姜半夏、法半夏，药性是有差别的。至于毒性较大的生半夏，有时可供外用，专门利用其毒性来治病。生姜能制半夏毒，处方中用到半夏时，常常配伍生姜，来制约半夏的不良反应。

中医运用半夏，认识到它味辛、性温。利用它的温通药性，最常用它化痰、止呕、散结等。

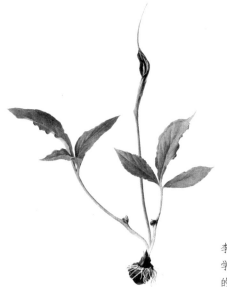

李增礼彩绘的植物半夏科学画，清楚地展示了半夏的珠芽生殖特点。

⌒ "交通阴阳" 说半夏

《黄帝内经》是中医理论的渊薮（sǒu），主讲医理，涉及中药方仅有十三方。其中有一首"半夏汤"，后世称为半夏秫米汤，专为不寐（失眠）而设，有千古失眠第一方的赞誉。

"调和阴阳"能治失眠？中医治病运用中医理论，中医理论基于中国哲学的世界观与方法论。问题就是线索，探寻走向远方，去寻找那把启明之钥。

人为什么会失眠呢？据黄帝与医臣伯高的讨论，问题还是出在人体阴阳的不协调。白天阳气运行于外，主宰着活动；晚间阳气潜藏于内，令机体处于安静状态，所谓"日行于阳，夜行于阴"。人能够正常睡眠，需要"阳入于阴"，若阳不入阴则"目不瞑"即失眠。在回答如何治疗时，伯高说："补其不足，泻其有余，调其虚实，以通其道，而去其邪。饮以半夏汤一剂，阴阳已通，其卧立至。"本于此，中医解释半夏治失眠，作用的机理就在于"交通阴阳"。

半夏能够交通阴阳，再向深处追寻，又是本于什么呢？古人又追到了其原始，原来物候学上古人早就观察到了"半夏五月生"，是生于阴阳交替之时，从而具有交通阴阳的物性。

西汉《礼记·月令》记载："仲夏之月，鹿角解，蝉始鸣，半夏生……"。农历以四、五、六月为夏天，仲夏之月指的正是农历五月。农历五月，正当夏天之半，这是天气的阳与阴转换的分界。五月处在阴阳转化的交界上，前期阳由春而盛，阳盛极后就变成阴由弱到强，所以禀受气机变化的半夏，就具有了"交通阴阳"的特性，也就能够治失眠了。这是《黄帝内经》中用半夏治疗失眠的中医理论出处。

就是为了让半夏契合那"交通阴阳"的特性，隋唐时期的颜师古在做注解时，偏偏说了一句："半夏，五月苗始生，居夏之半，故为名也。"可实际情形却是：半夏并不是五月才生苗，春天到来它早就已经生出苗叶来。

古人识其物象，而知其能交通阴阳。《礼记》"仲夏之月……半夏生"的记载，是准确无误的！那么，颜师古是否得识半夏的这一物象呢？对此，不能完全给以否定，但"五月苗始生"，明显不符合半夏的生长特性。如果他也熟知半夏五月能生出珠芽的这种特性，而言说"五月芽始生"，则或许可以让人认为他是用"芽"特指半夏的殊芽生殖方式，指新一代的半夏（芽胞）萌发出来。显然，颜师古的注文并无此意，所以我个人坚持认为：颜师古所解释的五月"苗始生"说是误人的。

农历五月的时间点上，半夏从春天发芽已经到了花期。这时人们很容易看到半夏开出黄绿色的花，形状为佛焰苞。对于《礼记·月令》"仲夏之月……半夏生"之说，颜师古没解释明白，就另有许多人试图找到别样的证据。诸如早半夏于盛夏"倒苗"说："因为这种植物会生长在夏至日的前后，等它生长出来之后，夏天也已经过了一半，所以才取名叫作半夏。"另有说成五月"不是半夏生，当是半夏采"的："因仲夏可采其块茎，故名半夏。"

"半夏五月生"的谜团，由认识半夏的"珠芽生殖"现象而得到了正解。"五月半夏生"是古人对半夏植物"珠芽生殖"现象的描述，新一代的半夏孕育生长在仲夏之月，此时是气候的四季阴阳的转换时刻。古人从物候的象理论中产生出了半夏"交通阴阳"的药性认识。这是最为符合实际又合乎中药药性理论发生学的观点。

半夏繁殖后代是在五月。半夏五月生，指的是半夏珠芽五月始生，并非是"半夏苗五月生"。几千年前的古人，不仅清楚地观察了半夏五月时的珠芽生殖现象，而且中医学借助它的这一物候特点，采用了"交通阴阳"的说法，从而为半夏治疗失眠来说理。

春夏为阳，秋冬为阴。五月所孕育出的半夏小芽胞，它确确实实是氤氲形成于天地四时的由阳转阴、阴阳交替之际。半夏的药性，交通阴阳，也正要由此来体会与参悟！中药半夏的命名，与中药药性中的"交通阴阳"药性由来，都与半夏本身所具有的这种繁殖方式有关，它就是半夏的"珠芽生殖"。

古老的中国文化的谜底，终将一个个被揭开。

中医药学凝聚着深邃的哲学智慧和中华民族几千年的健康养生理念及其实践经验，是中国古代科学的瑰宝，也是打开中华文明宝库的钥匙。

本草或中华医药启蒙，农历五月夏之半，带领小朋友们去观察一下半夏的生长习性吧！

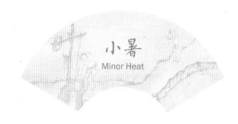

温风时至荷叶香
小暑日在公历7月
6日、7日或8日。
一般是农历六月
的第一个节气。
在小暑节气里，
有着黄芩花开的
本草物候。

李时珍的
救命草 / 黄芩

凡对中药感兴趣的，莫不敬仰李时珍。
这位生于明朝的伟大的药物学家。

也许还有人因为特别欣赏周杰伦，听过
他演唱的《本草纲目》。《本草纲目》那首歌
的歌词是方文山撰写的：

如果华佗再世，崇洋都被医治。外邦
来学汉字，激发我民族意识。马钱子、决明
子、苍耳子，还有莲子；黄药子、苦豆子、
川楝子，我要面子。用我的方式，改写一部
历史……

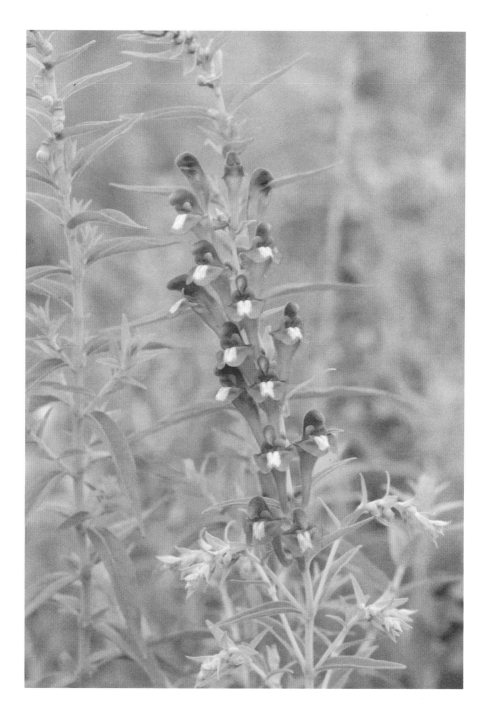

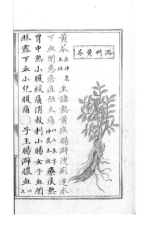

黄芩在《本草品汇精要》中绘有"耀州黄芩"与"潞州黄芩"两幅彩图，耀州黄芩的花序显示其与当今黄芩药材原植物不同。

快翻开《本草纲目》，多看一些善本书。蟾酥、地龙，已翻过江湖。这些老祖宗的辛苦，我们一定不能输。……

李时珍的《本草纲目》，书写了中国医药学的一座高峰，其历史功绩彪炳史册。全世界都不会忘记这部"东方医药巨典"，2011 年《本草纲目》与《黄帝内经》入选了"世界记忆名录"。

谁又能够想到呢，就在李时珍二十岁的时候，他还没有开始撰写《本草纲目》，就生了一场大病，以致于差点儿将生命定格在了那一刻！多亏了一株"神草"，把他从死神手中抢救了回来。也许正是这生死攸关的经历，才使他下定决心精研药物，撰写巨著。

这到底是一株什么样的"神草"呢？其实，神草不神，它只不过是一味植物中药——黄芩。

⌒ 一味黄芩救了命

是否因为这一味救命药，从而改变了李时珍的生命轨迹？这是非常值得思考的一个发问。

李时珍（1518－1593）出生于湖北蕲州（今蕲春县蕲州镇），是家传中医。他的爷爷是游走乡间的"铃医"。他的父亲李言闻是当地名医，还曾在太医院任职。

父亲是盼望李时珍走科举道路的。但是，在三次科举失败后，李时珍放弃了读书求仕，下定了决心，跟随父亲学医并得以成功。他家有所传，学有所得，应诊治病，职业路途坦荡。

最终，他还是将兴趣转向了药物学，费尽一生的心血，撰著完成了遑遑巨著《本草纲目》。这其中到底会有什么样的机缘呢？难道不会因为识药辨用比其他更重要？这样的理由应当是存在的。

在众多的药物中，有一味中药是李时珍记忆中最为深刻的，或许就是它刺激了李时珍用毕生的精力致力于药物学的深入探究。因为这一味中药直接救了他的命。

1537 年是明朝嘉靖十六年，那年李时珍二十岁。上一年，他经历了第一次的乡试失败，当年又有第二次科举的机会。已经结婚的他却患上了一场重病，初由感冒咳嗽引起，不慎"犯戒"，遂致日久不愈。从春天拖延到夏天，渐渐发展到"骨蒸发热，肤如火燎"，伴有大量吐痰，烦躁口渴，寝食几废。遍服药物而不能治好，发展到越来越严重，以至于别人都认为这种情况下他必死无疑。最终却因用一味黄芩，重剂煎汤顿服，竟收到次日即"身热尽退，而痰嗽皆愈"的效果！那种神奇，令李时珍自己赞叹不已："药中肯綮，如鼓应桴，医中之妙，有如此哉。"这次重生的经历，他记录在《本草纲目》草部第十三卷黄芩条目下。

予年二十时，因感冒咳嗽既久，且犯戒，遂病骨蒸发热，肤如火燎，每日吐痰碗许，暑月烦渴，寝食几废，六脉浮洪。遍服柴胡、麦门冬、荆沥诸药，月余益剧，皆以为必死矣。先君偶思李东垣治肺热如火燎，烦躁引饮而昼盛者，气分热也。宜一味黄芩汤，以泻肺经气分之火。遂按方用片芩一两，水二钟，煎一钟，顿服。次日身热尽退，而痰嗽皆愈。药中肯綮，如鼓应桴，医中之妙，有如此哉。

那场大病，那味中药，就如此深刻地印在了李时珍的脑海中。他病后再次参加了武昌的科举，既没有准备好，且身体也还在恢复中，名落孙山的结果可想而知。

1539 年是个庚子年，二十二岁的他第三次参加科举，又是名落孙山。但李时珍最终凭着无比坚定地钻研医药的信念，成为举世无双的伟大的医药学家。

⌒ 欣赏黄芩美丽花

救活了李时珍的草药黄芩，让人对它充满了好奇。

其实，黄芩的分布很普遍，多地都可见。它分布于长江以北大部分地区以及西北、西南等地。

如此神奇的黄芩，如果见了却不能认识它，就太可惜了。而认识黄芩，简直是一件雅事，因为黄芩还是一种非常具有观赏价值的高雅之花。推荐正在兴起的中医药文化基地与康养园区广为种植，既可欣赏，更可广泛宣传。

熟悉它的老百姓，又称它山茶根、土金茶根、香水草等，采它的嫩叶可以泡茶。即使入药，黄芩也算得上是极其普通且价格低廉的药材。自古以来，一般很少有为黄芩作假的，所以有句俗语叫作"黄芩无假，

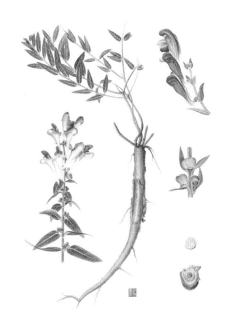

山东大学赵宏教授的黄芩绘图。其植物科学画曾于 2023 年在国家植物馆草木绘馆以《颜·植》为题展出。

阿魏无真"。

黄芩是非常漂亮的花草，当它开花时，杂草与灌木丛就再也隐藏不住它了，它以美丽的容貌展现在人们的眼前：黄芩的叶片呈深绿色，为披针形，有规律的交互对生。黄芩的花朵也很奇特，总状花序生于枝顶或茎顶，再于茎顶聚成圆锥花序。花朵两两相依，常生于一侧，让人忍不住多看几眼。未开放时，看它的小化骨朵，像灯泡一样，开放后呈鲜艳的蓝紫色或紫红色，引人眼目。

黄芩属于唇形科多年生草本植物，药用它的干燥根。唇形科植物有一个共同的特点，就是开的是唇形花，非常好看。黄芩茎高约 30 厘米，最高可达 1 米以上，茎单一或由基部分歧，四棱形。叶对生，小叶片细长，呈卵状披针形。7 ~ 9 月间开紫色的唇形花，排列成穗状花序、偏向一方。在 8 月前后的盛花期时，黄芩紫色的花与绿色的小叶，颜色对比十分鲜明，煞是好看。秋季结小坚果，近圆形，黑色。

　　"红了樱桃，绿了芭蕉"，描绘出事物颜色的变化。可对于黄芩药材来说，它是怕绿的，万不可"绿了黄芩"。因为黄芩的主要有效成分是它所含的黄芩苷，黄芩根茎中还含有一种酶，它可以分解黄芩苷，黄芩苷被分解成黄芩素并发生氧化反应后，黄芩药材就变绿了，从而变质效差。所以，发绿的黄芩药材质劣而不能入药。为了防止黄芩中所含的生物酶分解黄芩苷，一般需要对黄芩药材进行蒸煮，起到"杀酶保苷"的效果，这样生产的生黄芩可以保证其药材质量。

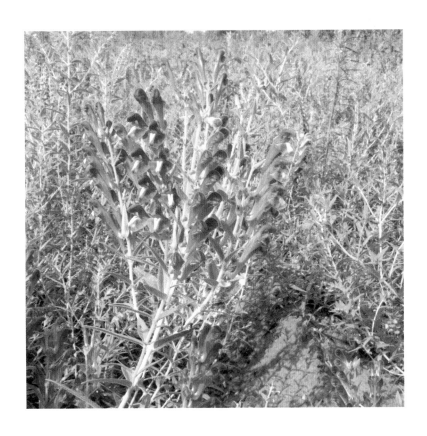

◯ 单方重用有传承

一味黄芩汤，救了李时珍。人们对黄芩单方该另眼看待才是。

在李时珍父亲运用这一味黄芩汤之前，它的单方就已经在典籍中多次出现啦，甚至有不同的方名。以朝代先后为序，让它们再次出场。

唐代孙思邈《备急千金要方》载一味黄芩煎服方："治血淋热痛，黄芩一两，水煎分服。""亦主下血。"

宋代王怀隐《太平圣惠方》黄芩散，用一味黄芩为末调服："治吐血衄血，或发或止，皆心脏积热所致。黄芩一两，捣细罗为散，每服三钱，以水一中盏，煎至六分，不计时候，和渣温服。"

宋朝许叔微《普济本事方》芩心丸："治崩中下血，黄芩为细末，每服一钱，霹雳酒下。"

金元间李杲，字明之，晚年自号东垣老人。他的《兰室秘藏》中有小清空膏，"以片黄芩酒浸透，晒干为末，每服一钱，茶酒任下。"所治为"少阳头痛及太阳头痛，不拘偏正"。方名中的"清空"代指它治头痛的作用。

元朝朱震亨《丹溪心法》清金丸："泻肺火，降膈上热痰。黄芩炒为末，糊丸，或蒸饼如梧子大，每服五十丸。"主治肺热咳嗽。

元朝萨迁《瑞竹堂经验方》的芩心丸，单独用黄芩新枝者二两为末，泛丸，"治妇人四十九以后天癸却行，或多不止"。通过清血热治崩漏。

到了明朝李时珍，他受大益于一味黄芩汤。他还在《本草纲目》中收录了李楼《怪证奇方》所载的单方，治痔疮出血，手冷欲绝："以酒炒黄芩二钱，为末，酒服即止。"

明末清初张璐《本经逢原》论述黄芩时，提到一味子芩丸："（黄芩）其条实者兼行冲脉，治血热妄行。古方有一味子芩丸，治女人血热，经水暴下不止者，最效。"

"一味黄芩药虽单，重用治病疗效奇。重用黄芩清肺热，施治也能救今人。"黄芩单方药专力宏，是其功效所主的集中体现，从单方更有助于理解其药性与效用。

当今临床中，也有医家应用黄芩单味治疗高血压病、功能性子宫出血、急性泌尿感染等，多取得十分满意的效果。

国医大师裘沛然（1913 - 2010）有用"黄芩方"治疗一例剧烈咳嗽偶中的医案，如同李时珍案一样，可以说是在偶然中对黄芩重用的再一次验证。

裘老在长期经历了许多复杂病证的临床生涯中，认识到治疗疾病"既要不离于法，又要不为法拘"的可贵。他曾经治疗过各种类型的哮喘病，对其中属于寒饮咳喘证，每以宣肺降气、温肺化饮、通阳散寒的常规疗法，而获痊愈或缓解。法有一定之规，《金匮要略》"病痰饮者，当以温药和之"，是公认的成法，他平时也有一定的体验，但实际应用中确有超乎常规者，切不可囿于成法，而不敢超越。

1970 年，裘老曾治疗一痰饮患者，症见剧烈咳嗽，昼夜不停，气逆喘促，痰涎如涌，病程已历年余。病员体形肥胖，舌苔白腻，脉见沉弦。遍尝中西药物，均无寸效，乃求治于裘老。裘老先后用温、化、宣、降以及涤、消、攻、逐诸法，也丝毫未瘥。这令他自叹技穷。然而病家以痼疾无为，坚求裘老继续治疗。不得已之下，裘老改批处方黄芩、生地黄、龙胆草，药仅三味，加大用药剂量。与服两剂，竟奏意外之功。咳嗽竟然十减其九，痰涌之象亦除。又续服数剂，久病获愈。不仅病家狂欢，他自己更是惊喜不已。

名医与普通医师，运用黄芩皆有效验。湖南医师彭参伦在《长江医话》中介绍了运用单方"一味黄芩治热咳"，他使用了汤剂，迅速起效并治愈。

李东垣谓：治肺热如火燎，烦躁引饮而昼盛者，气分热也，宜一味黄芩汤以泻肺经气分之火。余（注：彭参伦）于1958年曾治双丰煤矿朱某患肺热咳嗽，痰里夹血，胸膈板结，口渴引饮，气粗，苔黄乏津。遵东垣之法，主以黄芩60克，水煎顿服，次日身热尽退，而痰咳胸结之患愈。足见前贤之方可法可师也。

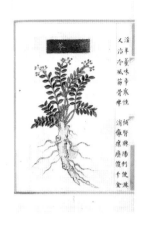

《补遗雷公炮制便览》中的黄芩植株彩图，显示植株花期。

◠ 清热泻火为专长

归类认识清热解毒类中药，名字中有"黄"字的几味药就凑了堆。

三味植物药黄芩、黄连、黄柏，这是"三黄"；加上大黄，就成为"四黄"；若再加上动物药牛黄，又称"五黄"。它们的功效都有清热解毒的共性。但它们之间的作用部位不同，功效亦有不同。

清热解毒的黄芩，它的作用部位较为靠上，作用靶向主要为肺，主清上焦之火。中医总结黄芩的药性特点，是以清热泻火为专长。

《神农本草经》明言黄芩"主诸热"为其首功。"诸热",有了"诸"字的统领,其治热的范围必广。"诸热",自当包含"表热""里热"甚至"半表半里"之热。但黄芩总以清泄肺热见长。

再扩大一些说,《神农本草经》记述黄芩能"主诸热黄疸"。中医学认识黄疸,多与湿热有关。药王孙思邈《备急千金要方》有名方三黄散,药用大黄、黄连和黄芩等份,制成散剂,可治黄疸,身体面目皆黄。黄芩具有利胆及增加胆汁排泄量的药理作用,已经被动物实验所证实。

当代中医王三虎(1957－)熟谙经方,擅治癌症。他对黄芩的功效认识十分切合经典之旨。对于《神农本草经》中记载黄芩能治"诸热",他认为,"黄芩是既能清血热,又能清实热,还能清湿热,还能清虚热。总之,黄芩的清热作用是特别好的。"

《备急千金要方》还有一首三物黄芩汤,由黄芩、苦参、干地黄组成。功效清热解毒,养血滋阴。原是用治妇人产后病的。王三虎提出了"燥湿相混致癌论",把三物黄芩汤作为切合这一癌症病机的代表方,用作治疗直肠癌的主方。他将三物黄芩汤用于治疗肠道恶性肿瘤,扩大了该方的使用范围。直肠癌的主要病机是湿热下注,随着病情进展往往湿热、血热、虚热三者同时并见,相互影响。该方清热泻火、燥湿凉血,正可用于治疗直肠癌,他临床运用多年,效果可靠。方中主药黄芩,既善清湿热,又能清血热、虚热,一药三用。

◠ 记忆中的黄芩茶

黄芩根被老百姓叫作山茶根、土金茶根,那正是从黄芩茎叶可被用作"山茶"或"土茶"而得名的。山中采，山民饮，北方一些地方将黄芩茎叶制作成植物茶来饮用，一来二去就在随随便便中把它叫成了山茶或土金茶。

"一捧黄芩一桶金，清凉解暑赛寻荫。杀青揉捻轻轻甩，沸水冲开君自斟。"

这一首民歌，出自北京房山宋家骧的《大房山樵歌》。说的是往昔京西山村农家有土俗，将黄芩茎叶炒茶，妙用于夏日清凉解暑，也说到了它的制法以及待客之道。

在乡土记忆中，乡村农民自制黄芩茶，是先用小火烧一口大锅，待锅底烧得稍烫，把切碎的鲜黄芩抖进锅中。不停地抖，不停地将锅底搅匀。感觉到黄芩已经被炒透了，炒干了，就将它搂出。这大致上与南方产茶区炒青茶方式差不多。炒制好了的黄芩茶，搁箱入柜，存放几年都不会走味儿。

黄芩茶就是北方人解渴的饮品，最早不过是乡民想出来的方便取用且能本土自足的办法。但它未必就一定俗不可耐，见识一下喝黄芩茶，也有一股雅致在其中。沏出的黄芩茶汤，颜色淡黄、清亮，极耐冲泡，有清苦药味，更兼绵绵草香。

黄芩茶最宜盛夏时节饮用。特别是夏日午睡醒来，又待劳作之时，宜先饮足了黄芩茶。夏日度酷暑的日子，多是午间无风，高温气浪，农舍寂静。这时最应景的，就是熬好、煮开或冲泡的那碗黄芩茶汤了。农民夏日照常要忙农活，过去人力劳作极多，也许要间苗洒药，也许要除草积肥，也许要起棚垫圈，都大耗体力、大汗频出。这时饮用黄芩茶，能起到祛暑清热的功效，恰好可与寻荫媲美。所以赶在忙活之前，先把黄芩茶饮足。而饮黄芩茶更不必讲究细斟，用大碗就好。

饮用黄芩茶，正好发挥了它清内热的草药功效。乡土中的黄芩茶，也显示出劳动人民的就地取材，适者为用，多知多能。

原来，这黄芩既是救命的药草，又是飘香的茶饮，说到底就是养育农家滋润生活的自然恩赐。

7月至8月间，是黄芩的盛花期。大约从暑热至立秋前后。欣赏黄芩自然多关注它那优雅的紫色花朵，但更可从中探寻它能够降伏火热的神奇秉性！

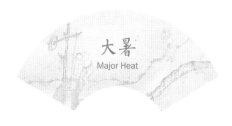

大暑
Major Heat

荷盛蝉鸣盛暑至

大暑日在公历7月22日、23日或24日。一般是农历六月的第二个节气。在大暑节气里，荷叶田田，荷花盛开，荷的全身都是药，成为典型的暑日本草物候。

赏荷观花又识药 / 莲荷

小暑过后，进入伏天。是故六月称暑月又称伏月，彰显物候它又称荷月。因为暑热盛夏，正有着观花赏荷之美景。这样的暑中之乐，是怎样的精神享受啊！

"接天荷叶无穷碧，映日荷花别样红。"

如果只是看重精神的享受，那能成吗？观花赏荷的同时，从古至今，人们未曾忘记莲荷可是全身都是宝。她对人类的奉献，绝对不仅仅是愉悦精神的。观荷识药又知用，也体现了人类与大自然的和谐共生。

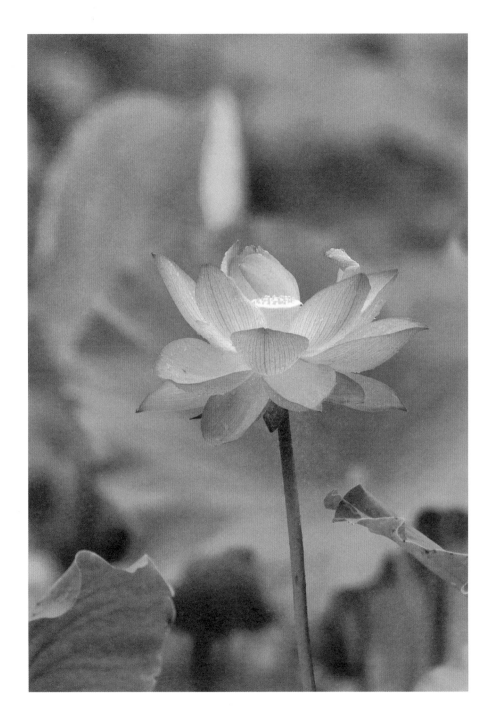

〜 高贵品质堪咏吟

荷，又称莲，是一种观赏价值、药用价值和经济价值都很高的花卉植物，属睡莲科多年水生草本植物。我国是世界上栽培荷花最早的国家之一。三千多年前的我国第一部诗歌总集《诗经》中就有诗句："山有扶苏，隰（xí）有荷华"，"彼泽之陂，有蒲有荷"。荷花的纯洁、高贵品质，深受人们赞誉。著名的文学诗词佳句可随手拈来。

《汉乐府》："江南可采莲，莲花过人头，低头弄莲子，莲子清如水。"

唐代陈基《君住耶溪南》："君爱莲有花，我爱莲有实。"

唐代李白赠江夏韦良宰的诗句有："清水出芙蓉，天然去雕饰。"

唐代李商隐《赠荷花》："世间花叶不相伦，花入金盘叶作尘。惟有绿荷红菡萏，舒卷开合任天真。此花此叶长相映，翠减红衰愁煞人。"

宋代杨万里《晓出净寺送林子方》："毕竟西湖四月中，风光不与四时同。接天莲叶无穷碧，映日荷花别样红。"

宋代理学家周敦颐《爱莲说》："出污泥而不染，濯清莲而不妖，中通外直，不蔓不枝，香远溢清，亭亭静直"。

以上所录，是从古至今对莲（荷）咏吟不绝、喜爱有加的代表性名句。而今人刘健君《莲》诗却把荷的药用进行了总结：

"花中君子水芙蓉，玉立亭亭映日红。叶可升清疗暑热，子能补土却烦懑。甘凉藕汁生津好，淡涩莲蓬止泻崇。失血细茎常入药，爱莲何独一周公。"

不仅千古咏吟，愉悦身心，而且提供实用，人们离不开它，莲已被确定为中国原产的古老物种。

莲属于世界上古老的植物，是被子植物中起源最早的种属之一。它的生命力强大，在世界上分布十分广泛。古植物学研究表明，莲属植物在被子植物兴旺之前，距今约一亿三千五百万年，在北半球许多水域已有生长分布。在我国辽宁盘山、天津北大港、山东垦利、河北沧州等地发现有两种莲的孢子粉化石；在第三纪热带植物地理区内的我国海南岛琼山长昌盆地地层中，也发现有莲属植物化石。

莲的原产地，曾有人认为是印度，是在中印两国佛教交往中由印度传入我国的。但后来有足够证据表明，莲原产于我国是不容置疑的事实。据考证发现，莲在我国的繁衍生息的时间，远远早于中印两国的佛教交流。考古证据表明，柴达木盆地发现的荷叶化石，足以证明莲的存在已有千万年的历史。1972 年在河南省郑州市北部大河村发掘"仰韶文化"房基遗址，发现室内（F2 室）台面上有炭化粮食和两粒莲子，经碳十四测定，距今已有五千多年历史。1973 年在浙江余姚罗江村发掘新石器时期的"河姆渡文化"遗址中，发现有水生植物花粉带，其中有香蒲、莲、菱等的化石，经碳十四测定，距今已有七千多年的历史。莲在我国黄河、长江流域等地区生长分布已有的悠久历史，证明它是我国的本土物种，三千多年前的《诗经》中有莲的记载，更显得毫不为奇了。

◯ 青青荷叶入药来

明代李诩《戒庵老人漫笔》记载：

"县中陈某，家有使女生广疮，求医于方上道人，其方只用干荷叶一味，浓煎汤当茶，日逐饮之，尽量而止，不过六七日即愈矣。亲试，验甚。"

李诩记录了一位道医用荷叶疗疾这一医案，对荷叶的功效不仅感到新奇，还亲加验证，愈疮疗效得到了验证。

荷叶入药，在约撰于宋开宝年间的《日华子诸家本草》即《大明本草》中已有记载。明朝李时珍《本草纲目》中，释名为嫩者称荷钱，贴水者名藕荷，出水者是芰荷，并补充了荷叶的药用功效。中药药性理论认为，荷叶味苦，性平，归肝、脾、胃经，有清热解暑、升发清阳、凉血止血的功用，鲜用、干用均可。

荷有清誉，治病犹能激浊扬清。物性如此，符合中医学的法象理论。

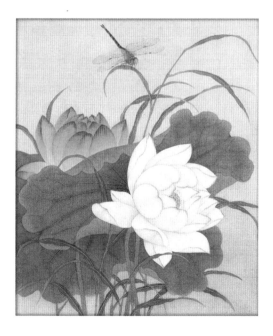

清代宫廷画家余樨《花鸟图册》中的蜻蜓与荷叶荷花图，堪称"荷塘双眸"。

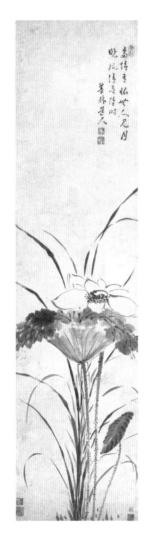

明代项元汴《墨荷图》，所绘白荷吐蕊盛放，荷叶与蒲草丛生。

荷叶有发清阳、利头目的效果。金元时期刘完素《素问病机气宜保命集》中，有用荷叶组成的小方清震汤，原名升麻汤，仅由升麻、苍术、荷叶三味药组成，主治"雷头风"即头痛。方名中的"震"，其本义为"八卦之震"，象征雷震，寓意清震汤针对的是头痛似雷鸣。

20世纪20年代，江南名医范文虎（1870—1936）曾应军阀张宗昌邀诊，赴济南为其治头昏且伴发泄泻病。范视其因湿困中焦，而引致头昏神怠，纳呆，便溏，遂书清震汤小方与之。张宗昌一看，大嫌其处方案语简短，药味少，药价贱。范先生反讥他说："用药如用兵。将在谋而不在勇，兵贵精而不在多。乌合之众，虽多何用！治病亦然，贵在辨证明、用药精耳。"此说令四座惊骇，然而范先生旁若无人，谈笑自若。张宗昌服此方后，果获奇效。

荷叶其气清香，善解夏季暑邪以化秽浊，所以用荷叶可制成炎夏季节理想的解暑饮料。最方便的莫过于荷叶粥：选新鲜荷叶一张，洗净煎汤，再用荷叶汤与大米共同煮成稀粥，可加少许冰糖，于夏季食用，清香可口，解暑生津。荷叶粥有解暑热、降血压、降血脂、减肥等功效，对夏天感受暑热引起的头昏脑胀、胸闷烦渴、小便短赤等症有效，对伴有高血压、高血脂、肥胖症状者，更为适宜。

荷叶可是一味减肥良品。明代戴原礼《证治要诀》中说：

"荷叶服之，令人瘦劣。故单服可以消阳水浮肿之气。"

用于减肥时，荷叶煮粥常服，或者每日单用干荷叶 10 克或鲜荷叶 30 克左右，煎汤代茶饮，连用 2~3 个月，或可收明显效果。如配以山楂，即可制备成山楂荷叶粥或茶，有更好的减肥消脂之效。

荷叶入馔可制作出时令佳肴。取鲜嫩碧绿的荷叶，用开水略烫，再用凉水漂凉，用来包鸡、包肉、蒸后食之，风味别致，可成特色佳肴。采用优质大米，再加以虾肉、叉烧肉、鸭肉、鸡蛋、香菇等共同蒸煮，可制成荷叶饭。其味清香可口，令人食欲大增。

据现代药理研究表明，荷叶对呼吸系统有镇咳祛痰作用，其煎剂有降血脂作用，荷叶还对痢疾杆菌、肠炎杆菌有抑制作用。以荷叶总生物碱进行动物实验，有明显降低肥胖大鼠体重增长的效果，减轻其肥胖程度，且有使肥胖模型的高脂血症大鼠总胆固醇、甘油三酯及动脉粥样硬化指数下降的作用。

莲子入药称上品

莲子入药，是该植物中最早被记载的入药部位，始载于《神农本草经》，名"藕实"，列为上品，又称之为水芝丹，"主补中，养神，益气力"。

莲子即莲肉中含多量淀粉、棉子糖、蛋白质、脂肪及钙、磷、铁盐等，营养丰富，是药食两用品种。莲子中还含有多种生物碱及黄酮类等成分。据中药药性理论，莲子味甘、涩，性平，归脾、肾、心经，可补脾止泻、益肾涩精止带、养心安神。用于脾虚食少、久泻，肾虚遗精、遗尿、带下病，心肾不交之虚烦、心悸、失眠。

莲子属于一种强壮滋补品。明代李时珍称赞莲子"禀清芳之气，得稼穑之味，乃脾之果也"。清代食疗医家王士雄重视用它食治，如用莲子"磨以和粉作糕，或同米煮为粥饭"，称其"健脾益肾，颇著奇勋"。中医学认为，脾肾虚弱，不能运化水湿，水湿浊邪下注，会导致腹泻。莲子味甘可补脾，味涩能固大肠而止泻，既可补益脾气，又能涩肠止泻，常用于治疗脾虚久泻，大便稀溏，食欲不振。

食疗运用，莲子龙眼粥是著名保健药膳。

原料：莲子肉去皮带心50克，龙眼肉30克，冰糖适量。

制法：将干莲子磨粉，用水调成糊状，放入沸水中，同时放入龙眼肉，文火煮成粥，加入冰糖融化即成。此粥有补益心肾而安神固精功效。尤宜于因心肾不交、水火失济而致心悸、失眠，男子遗精、女子多梦等症的食疗。

元代名医李东垣《医学发明》有一首水芝丸，实为食疗方，能够补虚益损。《医学发明》是由李东垣的关门弟子罗天益（字谦甫）刊行于元延祐二年（1315）。罗天益自己有《罗谦甫治验案》2卷，撰于至元二十年（1283），是近人裘吉生从散见于《卫生宝鉴》各卷的治案88则摘录出来而成书。书中罗天益说此方"治下焦真气虚弱，小便频多，日夜无度。此方得之于高丽国王"。

"莲实去皮，不以多少，用好酒浸一宿，入大猪肚内，用水煮熟，取出焙干。上为极细末，酒糊为丸，如鸡头大。每服五七十丸，食前温酒送下。"

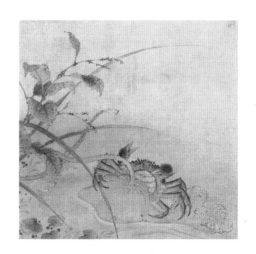

南宋佚名画家画作小品《荷蟹图》，以"和谐"之谐音而成趣

水芝丸方，取莲子肉不限多少，用黄酒浸泡一宿，放入猪肚内，放水中煮熟。取出，慢火焙干，将它研为极细末，用黄酒为黏合剂，做成如鸡头米也就是芡实大小的药丸，饭前服数十丸。

莲子的道地产区，本草中首载于《本草经集注》，有"生汝南池泽，八月采"。汝南之地，即今河南省汝南县，是莲子最早的道地产区；同时，由汝南到江东、北方、四川及福建等地，亦处处有之。到清朝，福建所产莲子称建莲子，产量已经较大，形成新的道地产区。现今莲子的主要产地有湖南、湖北、福建、江西及江苏、浙江等地。根据产地不同，产湖南者称"湘莲"，产福建者称"建莲"，产浙江、江苏者称"湖莲"。莲子药材以湖南产品质优，福建产量最大。

◯ 莲之一身皆为药

叶名荷叶，柄名荷柄，花名莲花，花蕊名莲须，果实名莲子，果实中胚芽名莲子心，莲的地下茎名藕，藕瓜相连处为藕节。

——莲之一身皆为药。它的不同部位，其功用也各有特点。

莲藕：味甘，性寒，归心、脾、胃经，可清热生津、凉血散瘀、解酒毒，用于治疗各种出血，鲜品可大量应用。莲藕鲜品分数次生吃，或捣汁或煎浓汁服。

藕节：味甘、涩，性平，归肝、肺、胃经，可止血、消瘀，用于吐血、咯血、衄血、尿血、崩漏。《药性论》记载有藕节"捣汁，主吐血不止。"研究显示，藕节有缩短出凝血时间的药理作用。

宋孝宗患痢，治用藕节。南宋赵溍《养疴漫笔》记载的为皇帝治病的医案广为流传。

宋孝宗患痢，众医不效。高宗遇见一小药肆，召而问之。其人问得病之由，乃食湖蟹所致。遂诊脉曰：此冷痢也。乃用新采藕节捣烂，酒调下，数服即愈。高宗大喜，即以捣药金杵赐之。

南宋时隆兴元年，宋孝宗（1163－1174）继位后因贪吃湖蟹而患上了痢疾，众医不效。高宗赵构这位退位的老皇帝甚忧之，一日偶遇一小药肆，就求诊于乡医严某，让乡医随其进宫为孝宗治病。乡医询问孝宗得病经过，确认是由于贪食湖蟹所致，又经诊脉，断定其所患乃"冷痢"。于是，采用新采的藕节捣烂，用热酒调服。服用了数剂，孝宗的病果然好了。宋高宗大喜，特赐以捣药金杵臼，并赐以防御官职，从此人们把这位乡医称为"金杵臼严防御家"。

李时珍将以上病案收录于《本草纲目》中，并分析了用药取效的原因，认为"大抵藕节能消瘀血，解热开胃，而又解蟹毒故也"。他由此得到启发，还亲自验证于临床，也治好了一重症患者：

"治一男子患血淋，痛胀祈死。以藕节捣汁调发灰（注：血余炭），每服二钱，服三日而血止病除。"

历史上的这两则病案，将藕节一用于止泻，一用于止血（止淋），可见藕节其性涩而收敛。

"玉雪窍玲珑，纷披绿映红。先生无限意，只在苦心中。"

以上为元代吴师道描写莲子心的诗句，反映的是生活中也有心中之苦。生活常识告诉人们，莲子心是苦味的。中医学就特别重视利用它的苦味来治病。

莲子心：为莲子中的青嫩胚芽。莲子心入药始载于《食性本草》，

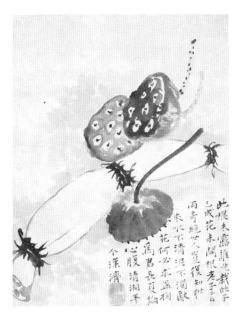

清初石涛《莲的心》重在展示莲藕与莲子，题识："此根未露谁先栽，此子已成花未开。根老香两奇绝，世人岂复知从来。水不清，泥不浊，献花何必求盈掬，为君长夏论心腹。"

又称莲心。味苦，性寒，归心、肾经，可清心安神、交通心肾。用于治疗热入心包所致的神昏谵语，心肾不交所致失眠、遗精，以及血热吐血等症。莲子心中所含莲子碱、异莲心碱等总生物碱的含量高达 1% 以上，具有显著的强心、抗心律失常、抗心肌缺血作用，并有降压作用，对治疗高血压有效。

莲房：为莲的成熟花托，即莲蓬壳。入药始载于《食疗本草》。味苦、涩，性温，归肝经，可化瘀止血，用于崩漏、尿血、痔疮出血、产后瘀阻、恶露不尽。一般炒炭用。

莲须：为莲花中的雄蕊。味甘、涩，性平，归心、肾经，可固肾涩精，用于遗精、滑精、带下、尿频。药理研究有抗金黄色葡萄球菌、变形杆菌等作用。

荷梗：为莲的叶柄及花柄。味微苦，性平，可通气宽胸、和胃安胎、通乳。用于中暑头晕、胸闷，脾虚泄泻、痢疾，以及妊娠呕吐、胎动不安、乳汁不通。

荷花：味苦、甘，性凉，归心、肝经，可清暑、止血，用于跌打损伤、呕血。

古代用莲花酿制药酒颇为时尚，宋代时莲花酒已属佳酿，宋代文学家苏轼就有"请君多酿莲花酒"之句。明代万历年间，宫廷御制了一种名药酒后来称之为"莲花白"。到了清代，宫廷中用从万寿山白莲池采的白莲花酿成的酒也称之为"莲花白"；慈禧太后常将它赏赐给宠爱的大臣，这种用名窑瓷器盛装，外面覆盖着黄云缎子的酒，自然不是一般的身价。

莲的多个部位，同入一方，能养生驻颜。据《太清草木方集要》载：将莲花、藕、莲子三者阴干，一起研成末，每天用温酒送服，能驻颜延年，青春长在。这在《本草纲目》中有收录。

秋季
Autumn

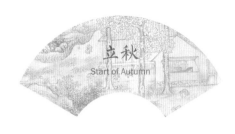

立秋
Start of Autumn

一枕新凉一扇风

立秋日在公历 8 月
7 日、8 日或 9 日。
一般是农历七月
的第一个节气。
立秋节气里，耀
眼蓝紫花，有着
欣赏桔梗花绽放
的本草物候。

蓝紫花艳
根梗直 ╱ 桔梗

桔梗的花可赏，桔梗的根可食可药。

桔梗开花，从 7 月到 9 月。盛花期多逢在大暑节气前后。

虽说盛夏绿遮眼，暑热时节，却正可欣赏到桔梗典雅的蓝紫色喇叭花。水中荷花开，山岭桔梗开，盛夏开放的这两种美丽的花朵，它们所产出的药材，多有向阴之性。

桔梗开出艳丽花

热烈的季节，桔梗开出美丽的花。

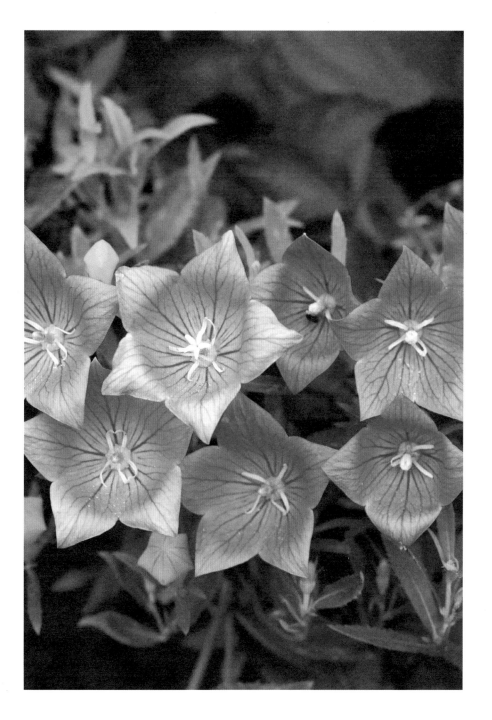

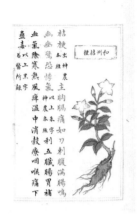

桔梗列《本草品汇精要》草部下品，绘有"解州桔梗""成州桔梗"与"和州桔梗"彩图，花瓣五且花开呈五角星的特征十分明显。

桔梗具有最平凡的身份。野外山坡草丛中，就最合她的生长习性，在大自然中野生自盛、春发冬枯。当她开出令人炫目的桔梗花时，人们欣赏它的高雅，一般不会把它移离故土，所以桔梗花被誉为不慕繁华的"花中处士"。

开放的桔梗花呈蓝紫色。其色紫中带蓝，蓝中见紫，清心爽目，给人以宁静、典雅、淡泊、舒适的享受。

五角形的桔梗花，不仅颜色美，花形也美。未开放时，它的花苞鼓鼓的，像一个个铃铛，或如包袱状，有人看她也像和尚戴的帽子，因此她还有铃铛花、包袱花或僧冠帽的名号。

桔梗的花语，有两种说法：一种是"永恒的爱"和"不变的爱"，另一种则是"无望的爱"。因为她不会轻易成为温室中的花朵，令她难以成为盆中兰草那样的贵族。

不是贵族才普适。我国从 20 世纪起开始将桔梗广泛用作观赏植物，栽培于公园庭院之中，清幽淡雅，别具情趣。

也有人尝试将生于山间的桔梗，引回平原栽种，因为水肥充足，发生出一些变异，她的花朵因不适应环境而褪色：那美丽的紫色渐渐变淡，个别的甚至褪变成了白色。难道这是在桔梗身上所出现的"水土不服"？

白花桔梗虽较少见，其实它早就与开蓝紫色花的桔梗并存。日本江户时期的本草学家岩崎常正（1786－1842）绘有《本草图谱》，并列画出了白色与蓝紫色两种不同颜色的花朵。它们并非生长在同一植株上，文字说明有白花的桔梗，想必绘者经历过亲身观察。

有称"香港四大才子"之一的蔡澜，秋天到了澳大利亚的墨尔本，在花市专门买黄色花时，竟然发现了黄花的桔梗：

"咦，怎么有桔梗花，也是黄色的？想不到可以当成药材的东西，还那么美，即刻买下。"

世界上并不缺少美，而是缺少发现美的眼睛！蔡澜眼中识桔梗，它既是药材又有花的美丽。不是所有的人都能够有这样的胸怀。这种桔梗的切花，一般需要专称它为中华桔梗，因为在切花中原先已有"洋桔梗"，那是龙胆科的植物。龙胆科洋桔梗开花，主色调也是典雅的蓝紫色，洋桔梗之名据说与日本人有关，他们非常喜欢中华桔梗的典雅，大概是出于爱屋及乌，就把桔梗的名号按在了龙胆科的草原龙胆身上，称它为"土耳其桔梗"，传到国内就叫成了洋桔梗。洋桔梗的草原龙胆在切花界十分出色，被栽培出多种的色调。令蔡澜感到惊奇的黄花桔梗，他说是能当成药材的，估计该是中华桔梗的切花，否则就是他错认了。

◯ 其根结实而梗直

蕾鼓僧帽，花泛星光，蓝紫冷颜，枝悬铃铛。

这就是美丽的桔梗。药材中、切花中、饮食中都有用到它。你是否仔细地观察过欣赏过它的芳姿呢？认识本真的桔梗，应尽量熟知她的植物学特征：

桔梗为多年生草本宿根花卉。桔梗根肥大肉质，呈圆柱形，不分枝或少分枝。当年主根可长到 15 厘米以上。桔梗的茎直立，半米高到一米，全株有白色乳汁，通常不分枝或上部稍分枝。叶对生或轮生，叶片卵状披针形，边缘有不整齐的锐锯齿。

桔梗不与百花争春，它开花较晚，7 月至 9 月份时，才在茎的顶端开出一朵或数朵蓝紫色的花。其花蕾初现时，从小而大膨胀呈气球形。花冠钟形，先端五裂，倒垂时很像古代的钟，所以又称钟形花。花期过后，8 月至 10 月份结果。

桔梗是深根性植物，它的名字与它的根有关。桔梗根长得梗直，细嫩而可供食用。它带点儿苦味，据此人们又称它苦根菜或梗草。人们食用它，更由食而药，使它有着十分悠久的药用历史。它最早收载在《神农本草经》中，列为下品。明朝李时珍在《本草纲目》中为它释名："此草之根结实而梗直，故名桔梗。"这种花形独特、花色艳丽的植物，古人如此给以命名，不难推测出，古人还是更重视它的根，重视它的实用。

中医学认为桔梗是一味肺经专药，能开宣肺气，宣肺止咳。主治肺部与胸胁疾病，临床常用来治疗咳嗽痰多、胸闷不畅、咽痛、音哑、肺痈吐脓、疮疡脓成不溃等病症。特别是在治疗咳嗽时，无论外感或内伤所致寒热虚实性质的咳嗽都可以选用。

桔梗载药上行，宣利肺气，是良好的引经药。桔梗药性上行，从而能利咽散结。医圣张仲景在《伤寒论》中用桔梗汤（桔梗加甘草）治疗少阴咽痛证，使得后世视桔梗、甘草为治咽喉必用的药对，在应对气滞、血瘀、热结、痰阻所致的各种咽痛症时，都不忘配伍桔梗。这样的用药思路，在文学作品《老残游记》中的故事情节中有着写实般的体现。

清末文人刘鹗（1857－1909）精通医药，他写的《老残游记》主角老残是低层的一位民间走方医（串玲医），高公家的小妾得了咽喉病，喉咙"两边肿得已将要合缝了"，请他到家中诊治。通晓中医四诊和理法方药的老残，通过望（看喉咙）、闻、问、切（诊脉）等检查，认为病机与"火气"相关，治法取用"辛凉发散"，开出了加味甘桔汤，处方中主药用生甘草与桔梗，恰合经方用药之旨。如此严重的咽喉肿痛，因药证相符，所治"不过三四天，病势渐退，已经同常人一样"。

桔梗所治是可以由上而及下的，因"肺与大肠相表里"。其及下主要是指桔梗能够畅利二便，也与它宣通肺气有关。桔梗能开通人体下部

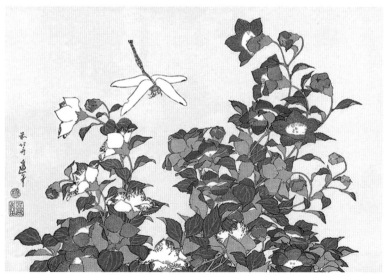

日本葛饰北斋花鸟画集中《桔梗之蛉》刻画了桔梗的花朵与花蕾

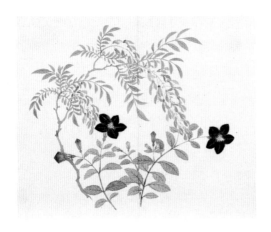

清代董诰《夏景花卉》册
页中将桔梗与紫藤同框展
示，桔梗为花盛开时。

的通道，现代临床有一小方具有代表性。小方名"竹桔饮"，一般由淡
竹叶、桔梗各 10 克组成，主治痔瘘术后"癃闭"即大小便不通，疗效
满意。因为桔梗能开肺气之结，与淡竹叶相配，它们一开一利，一升一
降，调理气机，宣导淡渗，轻剂以祛实邪。这属于中医学"欲降先升"
的治法，也是遵循了《黄帝内经》"病在下取之上"以及"提壶揭盖"
的治法。

⌒ 桔梗文化有体现

　　野生桔梗好采，因为它普通而常见。在先秦战国时期，用于医药的
植物种类有限，但已经有桔梗在药用了，因为普通易得，从王公贵族到
普通民众都可以用得到。

　　发现并推荐人才，未必像发现桔梗这样是一件容易的事。历史上就
有一次像采桔梗一样发现并推荐人才的故事。

　　有位黄县（今山东龙口）人叫淳于髡（kūn），他生活在战国时期

（约公元前 386 – 前 310），是一位能言善辩者。淳于髡以辩才闻名，善用比喻，不乏幽默，言语平实，说理透彻。于是乎，"长不满七尺"的他被司马迁列在了《滑稽列传》的第一位，而"仰天大笑""冠缨索绝"就是对他的描写。《史记》留名且地位显赫的淳于髡，自非一般人物。

千里马常有，而伯乐不常有。淳于髡更具有伯乐一样的慧眼。就是这位辩才，有一次他竟然一口气给齐宣王（公元前？ – 前 301）推荐了七位"贤人"！

即便淳于髡乃天下名士，即便他侍奉前任齐威王功绩卓著，即便眼下的齐宣王求贤若渴，但哪有如此随便，一次性批发如此多贤人的？

就是"滥竽充数"面对的那位齐宣王？没错，就是他，他的儿子齐湣王喜欢听独奏从而吓跑了南郭先生。那样的齐宣王能有识人之才吗？想必大家都会怀疑。面对着人才突然暴发的这档子事，齐宣王向淳于髡发问：

"我听说，若是千里之内能有个贤士，百代之中能有个圣人，都算是难得了。您这一天就给我推荐了七位，不觉得有点多吗？"

面对宣王的问难，淳于髡不慌不忙地回答："大王啊，您可知道名贵的药材桔梗吗？"

显然，齐宣王听说过桔梗的大名。这说明本草知识的普及，古代的情形或许胜于今朝。

"今求柴胡、桔梗于沮泽，则累世不得一焉"。如是，淳于髡慢慢道来：如果去湖泊池沼寻找桔梗，祖孙几代人也不见得能找到一星半点。但到了山坡上，桔梗却多得可以一车一车拉。寻找人才也一样啊。他们说人才稀有，是寻找的方法不对，我找到了"贤人"扎堆儿的地方，所以能够成群地推荐。

淳于髡并非虚言应对，他所说那人才扎堆之地，就是当年齐国汇集天下名士的"稷下学宫"。人才产出确有其地，人才智慧更能传承。有评价黄县人的特点，说他们是"黄县嘴子"——能说，可能该归功于淳于髡的家乡人将他那样高超的辩才一代一代传承发扬之故吧。

桔梗鼎鼎大名，古人识用皆久。战国中期著名的思想家庄子（约公元前369—前286），在描述缺医少药的蛮荒年代，称桔梗和乌头（堇）、芡实（鸡壅，俗称鸡头米）、猪苓（豕零）等可谓上古时期的草药之王——"是时为帝者"。

北宋名人苏东坡，因为获赠枸杞若干，诗兴大发，干脆将诸多药草写入诗句，其中就引用了庄子的说法，称"鸡壅桔梗一称帝，堇也虽尊等臣仆"，将桔梗、鸡壅（芡实）比作药品中的帝王，而堇（乌头）虽然尊贵也只能为臣为仆了。

人遇到衰弱之疾，自然需要药以扶助，而芡实与桔梗之辈，正能合不时之需。这是北宋王安石《北窗》诗所况：

"病与衰期每强扶，鸡壅桔梗亦时须。"

苏轼的门生晁补之在东坡先生失势后，因为"苏门四学士"的名头而被牵连入狱，狱中身染风寒，肺痨成疾，困苦之中，仍不忘用桔梗煮汤以求愈病。晁补之有诗句：

"仆夫无事困薪苏，乌鸟不鸣依室屋。肺病恶寒望劝酬，桔梗作汤良可沃。"

与此相映射的是，北宋时期，桔梗的广泛应用称得上是它的辉煌年代。宋朝的熟水（植物饮料）品种多样，广泛流行，自民间至皇室，都时兴用桔梗煮汤，饮之以调寒热，清肺祛火。辽上京的桔梗曾不断向北宋汴梁上供，仁宗皇帝赵祯（1010－1063）还亲自将原有的甘桔汤（甘草、桔梗）配方加以改良，添加几味药材，命名为"如圣汤"，治疗宫中咳血咽痛者。

如圣汤（宋仁宗方）。组成：桔梗一两，甘草（生）一两，牛蒡子（炒）一两，麦门冬半两。功效：治痰祛热，利咽喉。别名如圣麦门冬散、如圣饮子、如圣饮。（据《普济方》卷六十引《旅舍》）

皇帝有心化裁经方，能不令人惊奇吗？你可不要被甘桔汤这一名称迷惑了双眼，其实桔梗与甘草配伍，组方的渊源最为悠久，它就是《金匮要略》中的桔梗汤啊，可是由医圣张仲景创立的经方之一。可见桔梗在宋朝人的眼中一定是"座上之宾"。

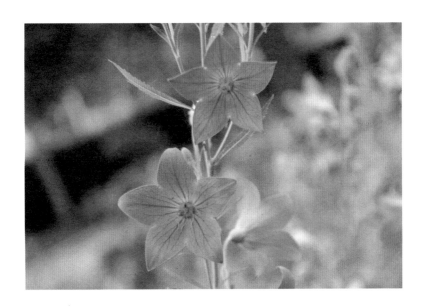

宋朝的"桔梗文化"颇有全盛之象，太多的文人雅士为其作诗填词，甚至并非医者的民众大都知道桔梗的一些药用效果。

　　"继送桔梗汤，一杯去烦懑。"到了南宋，诗人王之望写诗记述自己在生病烦懑之际，同僚蒋子权送来了桔梗汤，服用后果然有效，病去霍然。长诗中的一段是这样叙事的：

　　"我昨病在床，君来问尤款。教我煮橘皮，汤热过冰碗。继送桔梗汤，一杯去烦懑。柴胡作引子，汗出如被趟。所投立有效，病去若水尝。"

　　南宋谢枋得（1226 - 1289）与文天祥是同科进士，曾编辑《千家诗》。他也对桔梗敬爱有加，他的诗句咏吟桔梗，甚至将其与国运关联。

　　"猪苓桔梗最为奇，药笼书囊用有诗。莫把眼前穷达论，要知良相即良医。"

◯ 那首动听的桔梗谣

　　"桔梗哟，桔梗哟，桔梗哟桔梗，白白的桔梗哟长满山野。只要挖出一两棵哟，就可以满满的装上一大筐。哎咳哎咳哟，哎咳哎咳哟，哎咳哟，这多么美丽，多么可爱哟，这也是我们的劳动生产。"

　　这是朝鲜族民歌《桔梗谣》的译文，又名《道拉基》。"道拉基"是朝鲜族民众喜爱吃的一种野菜，即桔梗。传说桔梗（道拉基）是一位姑娘的名字，当地主抢她抵债时，她的恋人愤怒地砍死地主，结果被关入监牢，姑娘悲痛而死，临终前要求葬在青年砍柴必经的山路上。第二年春天，她的坟上开出了紫色的小花，人们叫它"道拉基"（桔梗），并编成歌曲传唱，赞美少女纯真的爱情。每年春天，朝鲜妇女结伴上山挖桔梗，边采集桔梗边唱这首歌，表达了朝鲜妇女在劳动中愉快的心情。《桔梗谣》音乐轻快明朗，生动地塑造了朝鲜族姑娘勤劳活泼的形象。

朝鲜族对桔梗特别有感情。在朝鲜半岛、日本把桔梗当作食用蔬菜十分普遍。朝鲜族民众素有食用鲜桔梗的习俗，在韩国超市中常有包装的保鲜、冷藏或腌制桔梗出售，是当地餐桌上必不可少的一种菜肴。韩国曾大量栽培和加工过桔梗，当韩国人发现我国的桔梗质优价廉，因而转向从我国大量进口，把它加工成药食产品销往日本、美国及其他国家和地区，获利匪浅。

桔梗在我国各地野生广泛，栽培更好地解决了对它的大量需求。除供药用外，我国有许多地区也用桔梗根制作腌菜，颇具风味。此外，桔梗可酿酒、制粉做糕点，种子可榨油食用。

不在春天争芳菲，梗直之根益处多。这就是桔梗。

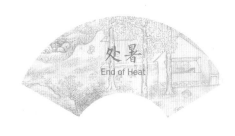

宁夏红果
人人珍／枸杞子

渐有新凉递好秋

处暑日在公历8月
22日、23日或24日。
一般是农历七月
的第二个节气。
处暑节气里，采
收果实，有着宁
夏红宝枸杞子收
获的本草物候。

红彤彤的枸杞果惹人爱。

藤蔓的枝条上，翡翠般的绿叶，簇拥着一串串玛瑙似的红果，这就是美丽的枸杞。

处暑时节，来到宁夏中宁枸杞之乡，那红彤彤的枸杞子挂满枝条的场景，直让人惊艳。6月至8月是枸杞的夏果采摘期，每隔几天就要采摘一次成熟的鲜果。9月至10月是第二季的秋果采摘期。

采摘枸杞，筐里盛，匾里晒，枸杞的彤红也映在了药农的脸庞上，洋溢出满满的红宝丰收的喜悦。

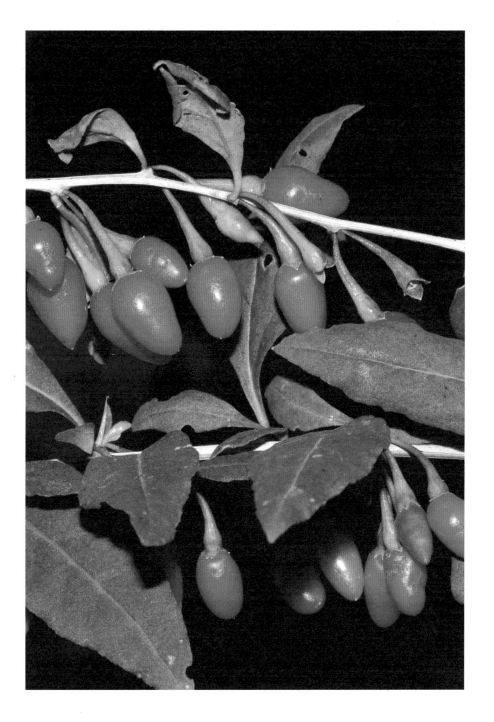

宁夏红宝枸杞子

祖国西北，宁夏宝地。李东东在《宁夏赋》中自豪地宣讲宁夏五宝，红宝枸杞位列其首。

"宁夏有五宝，红黄蓝白黑。红为枸杞子，黄为甘草药，蓝为贺兰石，白为滩羊皮，黑为太西煤。"

塞上江南誉宁夏。"大漠孤烟直，长河落日圆。"诗人王维所描绘的塞上美景之地，也是宁夏枸杞的发源之地。宁夏的中宁、中卫等地，是宁夏枸杞的主产区。1995年中宁县被国务院命名为中国枸杞之乡。宁夏是枸杞之乡，这首先得益于自然条件独特。母亲河黄河之水与贺兰山冰川之水的滋润，光照充足，昼夜温差大，无霜期长，令贺兰山东麓7500平方公里的范围被认为是枸杞生长的最佳地带。

宁夏枸杞的株高1米左右，枝条细长，多呈弧形倒垂，有短刺或无刺，叶柔软呈卵圆形。夏天开淡紫色小花，结卵圆形小浆果。经长期人工种植的宁夏枸杞，植株较高大，一般约2~4米，成为灌木或小乔木，而不呈蔓生状。

宁夏枸杞在历史上早已颇负盛名。明朝弘治年间即被列为贡果。种植枸杞的产出，价值远胜于肥沃土地种粮所得。故清朝乾隆年间任宁夏中卫县知县的黄恩锡赋诗力赞：

"六月杞园树树红，宁安药果擅寰中。千钱一斗矜时价，绝胜腴田岁早丰。"

枸杞属于茄科枸杞属植物，为多年生落叶灌木，枝条上有短刺，柔软而下垂。由于其"棘如枸之刺，茎如杞之条"，枸者枸橼，杞者柳杞，前者生刺，后者条柔，故古人从二者各取一字而命名为枸杞。枸杞通常每年开两次花，也就可以采两次果，夏季采收的称夏果，秋采者称秋果。

唐代文学家柳宗元在长安任职期间（803—805），写过一篇《种树郭橐驼传》。种树能手郭橐驼种出的树，没有一棵是长不活、长不好的。柳宗元将郭橐驼种树的诀窍归纳为八个字，强调要尊重自然规律，顺应天性：

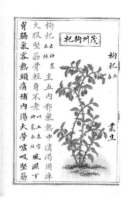

枸杞子与地骨皮列《本草品汇精要》木部上品，注其植株生长特性为"丛生"。

"顺木之天，以致其性。"

郭橐驼生活在中唐时期，距今已有1200多年了。这位陕西农民有罗锅病，所以人们叫他橐驼，他的真实名字并没有留下，《种树郭橐驼传》的流传，让这位擅长种树的农民青史留名。郭橐驼就有利用枸杞枝条开展扦插繁殖枸杞的栽培方法。

宁夏所产道地的枸杞子，具有色泽红润、肉厚籽少、含糖量高的特点。

处处可以赏枸杞

宁夏枸杞原产于我国北方，野生地域较为宽广，除宁夏外，还分布在河北、内蒙古、山西、陕西、甘肃、新疆、青海等地。中心的分布区域是在甘肃河西走廊、青海柴达木盆地以及青海至山西的黄河沿岸地带。

枸杞属植物在中国最广布的其实就是枸杞，它与宁夏枸杞都很常见，特别是野生者几遍布全国。而今普通的枸杞一般被称为"土枸杞"。对比而看，宁夏枸杞的叶较狭长，果实较甜，种子较小；而普通枸杞的叶片略阔而呈卵形，果实甜中微苦，种子稍长。

老百姓对此不做细分，往往统呼为枸杞，即可以指称植物的名字，有时又是说它的果实。但对随处可见的枸杞，普通人却也有着不一般的感情。

枸杞的俗名很多。在我的家乡山东半岛之地，就称枸杞果为"狗奶子"，据说山东人都这么叫，是对其很形象的称呼，但未免显得粗陋而直白，远不如河南人俗称的"红耳坠"显得高雅。而像山西人称的地骨子，河北人称的千层皮，四川人称的狗地芽，已经不是说它的果实而指向根茎了吧。那耳坠般粒粒殷红的枸杞子，像点点红雨在轻落。最可爱的，是甘肃人称的"红滴滴"，你看，它会引发出离乡游子的思乡情怀。深圳一石在《美人如诗、草木如织——诗经里的植物》这样述说枸杞子：

"几乎百利而无一害的茄科里的枸杞子，在我们的生活里无处不在，是都市乡村里的人们非常熟悉的厨房作料里的一种。枸杞子在我西北的家乡，又叫红滴滴（谐音），它长在黄土坡地的边角，或者崖边悬空的高处，多是和酸枣一样的灌木挤在一起，风里来雨里去地生长。……我喜欢红滴滴这个名字胜于它的本名枸杞子，因为这个俗称的诨名，形神兼备地描述了一种果实在自然界里的存在，一粒成熟枸杞子的样子，像极了一滴奔流在动物血管里鲜红的液体因激情过度而遗失在植物王国里的一个精灵。枸杞本身，确实也兼具血性，它可以给精气淫弱的躯体以生气，给视力弱微者以清明。"

看啊，文学的理解竟然比从药物学方面的理解更深刻而透彻！

"陟彼北山，言采其杞"，这是《诗经·小雅·北山》中的诗句。对此"采杞"，一般将它译为：登上北山头，为把枸杞采。采来枸杞最该是有用的。古人采枸杞，也无非是便捷地享用当地的枸杞资源。

从古至今，人们重视枸杞，多怀着欣赏的眼光，更不乏赞美它。在实用的同时，为人们增添了许多的精神享受。

唐代楚州开元寺（今江苏淮安）北院，有一棵临井而生的大枸杞，长成了树。它的枝条弯曲，只得用架子给以支撑。枸杞架把水井遮盖得严严实实，繁茂的枝叶宛如仙人的车盖。枸杞可是益寿的，人们不以凡木视之，如是，当时的人们觉得饮用这井水也都有宜。就是这棵临井的枸杞树，让两位大诗人孟郊（751－814）和刘禹锡（772－842）大发诗兴，相互咏和。孟郊的《井上枸杞架》诗中，以"影疏千点月，声细万条风"最有特色，对仗工整，声色俱佳。而刘禹锡的《枸杞临井》诗，那句"上品功能甘露味，还知一勺可延龄"，竟成为宣传枸杞子延年益寿功效被传诵千年的广告语。

"深锁银泉甃，高叶架云空。不与凡木并，自将仙盖同。影疏千点

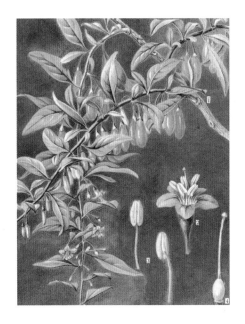

宁夏枸杞植物科学画（赵晓丹绘），细部包含着花、果枝、花、雄蕊、雌蕊。

月，声细万条风。逦子邻沟外，飘香客位中。花杯承此饮，椿岁小无穷。"（孟郊《井上枸杞架》）

"僧房药树依寒井，井有清泉树有灵，翠黛叶生笼石甃，殷红子熟照铜瓶。枝繁本是仙人杖，根老能成瑞犬形。上品功能甘露味，还知一勺可延龄。"（刘禹锡《枸杞临井》）

即便路遇，看到宛若红丹的枸杞也能引发诗兴。北宋诗人梅尧臣乘舟而行，看到岸边长了许多的枸杞子，红珠如丹，忍不住系舟停行，采缀起这些红果来，很快就盈手满捧了。这正是梅尧臣《舟中行自采枸杞子》诗所描绘的情形：

"野岸竟多杞，小实霜且丹。系舟聊以掇，粲粲忽盈盈。"

临渊羡鱼我不做，圃中枸杞已长成。东坡居士对医药颇多喜好，当他被贬居惠州之时，却发闲适自逸之情，在田野山泽亲自种植枸杞。他种植枸杞并使它得到充分利用，"根茎与花实，收拾无弃物"，自享与饷客，既扶衰疾，更充实了生活。他的《小圃五咏·枸杞》诗传播的极为广泛：

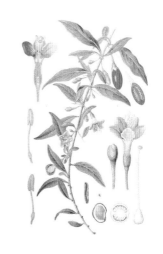

德国植物学家奥托的宁夏枸杞彩绘图

神药不自秘，罗生满山泽。日有牛羊忧，岁有野火厄。越俗不好事，过眼等茨棘。青蓣春自长，绛珠烂莫摘。短篱护新植，紫笋生卧节。根茎与花实，收拾无弃物。大将玄吾鬓，小则饷我客。似闻朱明洞，中有千岁质。灵庞或夜吠，可见不可索。仙人倘许我，借杖扶衰疾。

枸杞之用全身宝

红枸杞被列为宁夏五宝之首，它可是最常用的滋补中药之一。

因为药用的栽培，宁夏枸杞还被引种到我国中部和南部不少省市，诸如山东、河南、安徽、湖北、四川、江苏、浙江等均引种成功。宁夏枸杞约在 17 世纪中叶被引种到法国，后来在欧洲、地中海沿岸国家、朝鲜、韩国、日本，以及北美洲国家都有栽培。

枸杞延年有传说，传说中往往也涉及从枸杞果到地骨皮的综合利用。神话传说更夸张地宣传了古人是多么看重其滋补功效。

唐代有一位兵部尚书叫刘松石的，著有《保寿堂经验方》，汇集了一些益寿延年的成方，其中有一则枸杞滋补方，名为"地仙丹"，强调连根取用。

"春采枸杞叶，名天精草。夏采花，名长生草。秋采子，名枸杞子。冬采根，名地骨皮。并阴干，用无灰酒浸一宿，晒露四十九昼夜，取日精月华之气，待干为末，炼蜜丸，如弹子大，每早晚各用一丸，细嚼，以隔夜百沸汤下，久服可轻身不老，令人长寿。"

只说功效还不够，并举例有受益的人物，作为典型："昔有异人赤脚张，传此方于猗氏县一老人，服之寿百岁，行走如飞，发白反黑，齿落重生，阳事强健。"

在宋朝的官修方书《太平圣惠方》中，更记载有这样"打老儿"的传说：

"神仙服枸杞法，出《淮南枕中记》。有一人，往河西为使，路逢一女子，年可十五六，打一老人，年可八九十。其使者深怪之，问其女子曰：'此老者是何人？'女子曰：'我曾孙。''打之何故？''此有良药不肯服食，致使年老不能步行，所以处罚。'使者遂问女子：'今年几许？'女曰：'年三百七十二岁。'使者又问：'药复有几种，可得闻乎？'女云：'药唯一道，然有五名。'使者曰：'五名何也？'女子曰：'春名天精，夏名枸杞，秋名地骨，冬名仙人杖，亦名西王母杖。以四时采服之，令与天地齐寿。'……但依此采治服之，二百日内，身体光泽，皮肤如酥，三百日徐行及马，老者复少，久服延年……"

　　两则神话故事，传神地宣传了枸杞子的滋补功效。有人认为并非史实，未免显得荒诞不经，其实这正是古人的医药科普与宣教。早在《神农本草经》中就将枸杞子列为滋补延年的上品药，称其"久服坚筋骨，轻身不老，耐寒暑"。当然，枸杞子确曾是古代服食求仙之药，才有如此众多的神话传说。翻开《本草纲目》，李时珍就还录有《续仙传》中的故事：

　　"朱孺子见溪侧有二花犬，逐入枸杞丛下。掘之得根，形如二犬。烹而食之，忽觉身轻。"

　　你看，这儿服食的已经不是枸杞的果实，而是枸杞根了。

　　枸杞子被民间称为"明眼草子"或"明目子"，它具有养肝明目的功效。这明目功效却是《神农本草经》中尚未记载的。晋代葛洪《肘后备急方》中单用枸杞子捣汁点眼，日点三五次，治疗目赤生翳，是较早将它用于治疗眼科疾患的记录。到了唐代《药性论》明确指出枸杞子可"明目，安神"。枸杞子的明目作用，同样为诗人所咏吟。宋朝张耒咏枸杞，说它有"坚筋及奔马，莹目察秋毫"的功效。

　　《神农本草经》中记载的"枸杞"，并不是单指枸杞子，实际上是将枸杞根与枸杞实同时论述的。它所谓枸杞一名"杞根"与"地骨"，正是指它的根皮地骨皮供药用。

从《神农本草经》中的记载，还看不出枸杞叶的药用。其后在《名医别录》中有"春夏采叶"，视为枸杞叶入药的最早记载，《本草经集注》中有"其叶可作羹，味小苦"，是对枸杞叶食用的专门记述。

当今枸杞叶只用为民间草药，或嫩叶作菜蔬食用。枸杞嫩叶民间多自采自用，在四川川北以及国内的其他一些地方，春天常采食嫩芽作菜，或炒食或凉拌，具有清香味，鲜美可口，助人眼目清凉。取叶阴干，代茶饮服，能清肝明目，解暑止渴。日本人喜用枸杞叶做饭，名为枸杞饭，别有风味。近年国内有用枸杞叶开发出的枸杞茶或枸杞保健茶。

⌒ 枸杞外传误为茶树

虽然枸杞的文化现象很久远，但中国人看见枸杞，往往就同时看到了它的药用。无怪乎，季羡林先生一写《枸杞树》，就有人追寻其中要

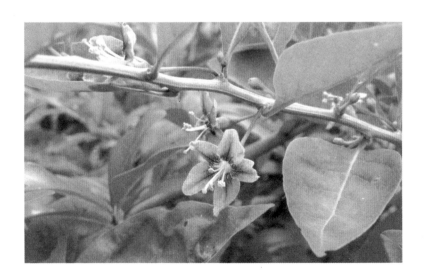

表达什么深刻含义。中国人这边如此看重枸杞，要想不引起外国人对它重视，其实也很难。所以，外国人追寻枸杞这种植物，希望它就生长在自己的眼前。

那么，枸杞到底是何时出国的呢？角度不同，外国人的视角也会令我们耳目一新的。枸杞与英国的一段缘分特别有意思，值得一说。

苏格兰贵族阿盖尔公爵作为植物收藏家，他与中药还结下了一段因缘。宁夏枸杞能够无害地"游荡"在英国南部的树篱当中，与阿盖尔三世公爵不无关系：

曾几何时，英国的植物猎人收集各种珍奇植物运回到英国。18 世纪初，有植物猎人将一株茶树与一株宁夏枸杞送给了阿盖尔三世公爵。但不幸的是，两株植物的标签却被弄反了——茶树上挂的是宁夏枸杞的标牌，而宁夏枸杞挂的却是茶树的标牌。公爵不知是出于无意还是幽默，就这样让它们顶着错误的标签生长着。当时的人并未能知晓这一错误，直到 1838 年，也就是一个世纪之后，真相才为人们所知。此时，公爵已经过世了。既然那么多年人们称宁夏枸杞为"茶树"，于是，英国人送给了来自中国的宁夏枸杞一个戏谑性的名字——"阿盖尔公爵的茶树"，这一英文名真是很有趣味。

就这样，宁夏枸杞在英伦"落户"了，英国人没能像中国人一样重视枸杞的药用价值。直到 20 世纪，英国人运用中药治疗湿疹取得了疗效。中医药在国内外的认识差别，是有深层次原因的。单就枸杞子的药用推广而言，如果我们从来自中国的"药茶"出发，对英伦进行中药枸杞子的宣教，说不准还是极好的切入点呢。

最后强调，被称为宁夏之宝的枸杞子，实堪称为"老年人之宝"！合适应用，它最是中老年人健康保健之宝——

枸杞最是长寿果，红宝奉于老人享。

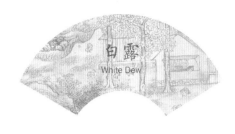

白露
White Dew

草木凝露秉清秋

白露日在公历9月
7日、8日或9日。
一般是农历八月
的第一个节气。
《月令七十二候集
解》称白露"八
月节……阴气渐
重，露凝而白
也"。白露节气
里，有着山野摘
酸枣的本草物候。

采一捧
中华睡果 ／ 酸枣仁

摘酸枣，要趁早。去得晚，抢不到。

等到菊花黄九月登高爬山的时候，对于想摘到酸枣的人来说，明显就有些晚了。

摘酸枣的时节，应当再靠前些，大致给你定在白露前后吧。再早些，多数是青青果，青青皮，还太幼小了。别尽是自想着让它在枝条上成熟到变红了，怕就怕你去得晚了哟。

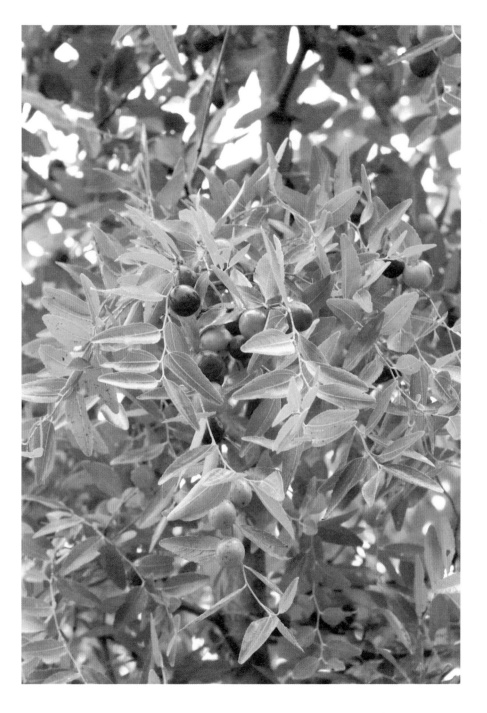

棘手偏偏有人摘

小时青皮皮，老来红皮皮，果在刺中央，秋来满山岗。你来尝，我来尝，酸得口水往外淌。

这说的是什么呢？从它那酸，你一定想到了，是它——酸枣！

正是因为那一年的秋天，我在大枣新收上市前吃到了济南南部山区的酸枣，那酸甜的滋味，催促我动笔开写酸枣仁的药话。

"棘"，古指酸枣树，《诗经》《尔雅》称之。因茎上多刺，故生果在刺中央。"棘"字后用来泛指有刺的苗木，词如荆棘、棘刺、棘针，而"棘手"一词用以比喻事情难办。

酸枣野生于荒山丘陵。李白诗言："酸枣垂北郭，寒瓜蔓东篱。"他说的北郭在今山东兖州（鲁城，即唐代瑕丘城，因唐初兖州曾名鲁郡）城北石马村后的甗山，一个小山丘而已。李白与杜甫曾在此相会，携手游览，共同访问一位叫范十的隐士。山东人好客呀，范居士用霜梨、秋蔬、酸枣、寒瓜招待他俩，最终令两位名人大开胸怀，尽兴而醉归。这段经历，即如李白《寻鲁城北范居士失道落苍耳中见范置酒摘苍耳作》诗中所述，杜甫则将其景写进了《与李十二白同寻范十隐居》。山东的酸枣与物产因诗仙、诗圣而出名。

酸枣是野生的棘，大枣是人类栽培酸枣后优化选育后形成的。古籍对植物的记述，本草文献又是重要的农学资料，不读本草的人难以得到如此切实的体会。

想吃酸枣，莫怕棘手。最初没有酸枣，恐怕难来大枣。你说这酸枣重要不重要？

从《诗经·邶风·凯风》中寻棘（酸枣），可以让人联想到母亲。"凯风自南，吹彼棘心。棘心夭夭，母氏劬劳。……"这首古风是在赞美母亲：飘飘和风自南来，吹拂酸枣小树苗。树苗长得茁又壮，母亲养子真辛劳。

《凯风》对母亲的感恩是深有影响的。以至于"六朝以前的人替妇女作的挽词、诔文，甚至皇帝下的诏书，都常用'凯风''寒泉'这个典故来代表母爱，直到宋代苏轼在《为胡完夫母周夫人挽词》中，还有'凯风吹尽棘有薪'的句子"（蒋立甫《诗经选注》）。古乐府《长歌行》为游子颂母之作，诗云："远游使心思，游子恋所生。凯风吹长棘，夭夭枝叶倾。黄鸟鸣相追，咬咬弄好音。伫立望西河，泣下沾罗缨。"命意遣辞全出于《凯风》。名句"谁言寸草心，报得三春晖"，出自唐代孟郊的五言古诗《游子吟》，实际上也是脱胎于《凯风》的"棘心夭夭，母氏劬劳"。

由之，酸枣让我们欣赏了古风的诗意，并唤醒人们与对母爱亲情的极度感恩！

北方的山区丘陵，随处都能见到酸枣树。酸枣是所有人共有的资源，见到了野外的酸枣果，谁能够抑制住心动而不去采摘它呢？

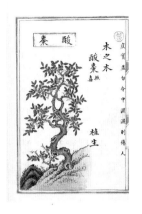

酸枣列《本草品汇精要》木部上品，所绘彩图示果实成熟期的植株。

采摘酸枣虽然棘手，却人人爱摘，这是一种来自山野的乐趣。尤其对农村的孩子们来说，酸枣刺给点儿皮肉伤算不了什么，远不及它给予乡村童年带来的快乐更多。挨了它的刺，吃过它的果，那样的童年才算得上完美。

大自然的野酸枣，人人共有与共享。秋日，当野酸枣长圆了身子，开始变色泛红，不论你是哪儿的人，只要在野外遇到，都可以采摘它、把玩它、品尝它。它是人人都可以拥有的大自然馈赠。从这一最广泛的意义上来说，秋天的山野之趣，绝对不能缺少了采摘野酸枣的一幕。

◯ 吃完酸枣留种仁

在野外采摘到酸枣果，它那酸酸的果肉，会吃得让人口中酸水直淌。这时，切莫把它的核丢弃了！砸开果核，取得种仁，就是药用的酸枣仁。酸枣仁早就供药用，现今更成为一种贵重药材。

酸枣的药材，来源于鼠李科枣属植物酸枣的干燥成熟种子。但酸枣入药，一开始用的是它的果，还是单独取用它的种仁，似乎不明确。因为首载它的《神农本草经》中只有"酸枣"的名字，虽将其列为上品，并未著明药用部位。在《名医别录》中，酸枣有"采实"的记述，并说采摘酸枣后阴干，也未见到进一步说明酸枣"采实"后是否要取仁，全果应用的可能性较大。

后世医家对此有争议，入药有用果实者，也有单用种仁者。但至隋唐前后，已渐统一至用种仁入药。后世酸枣仁的功效大致与《神农本草经》"酸枣"药性相符。

将酸枣仁拿来药用，是充分利用大自然的恩赐，那漫长的历史长河中竟有着不可言传的神奇。

吃过酸枣的人便识得它的酸甜。酸枣的果肉也有很高的营养价值，将其进行深加工，生产出酸枣汁、酸枣粉、酸枣糕、酸枣酒等，它们都是用酸枣果肉做的，从名字听起来就会让人回味到酸枣的酸甜。有人发现，常喝酸枣汁可以益气健脾，能改善面色不荣、皮肤干枯、形体消瘦、面目浮肿等症状。据报道，英国学者在对虚弱症患者的研究中发现，凡是连续按时吃酸枣的，其康复速度比单纯服用多种维生素类的快6倍以上。因此，酸枣被证明具有防病抗衰老与养颜益寿的作用。

单独从酸枣的有益作用来看，《神农本草经》记述的主角也许正是那酸枣肉，而从果肉发展到药用单取果仁，应当是药用有效部位在治病实践中的"进化"选择，还是果仁比果肉更为有效。

酸枣仁成为药材，过去主要靠野生资源供应，越是在当今，越显得"珍贵"。

酸枣的正常采收期在白露以后的9~10月间，酸枣转红后开始采摘。如果抢青采收即过早采摘，未成熟的青果过多，势必影响到酸枣仁的质量。鲜酸枣药材，产区分布于华北、西北以及辽宁、山东、河南、山西、陕西等地，但真正加工酸枣仁的地方极少。

由野外采集酸枣，最后取用酸枣仁，其药材生产过程是复杂的，一般加工流程为：

酸枣经过晾晒，清洗去皮，分离枣核，外壳破碎，转筛分离，流筛去杂质，色选，人工挑捡等多道工序，这才成为可用的酸枣仁。

酸枣仁的加工复杂，特别需要集约化处理。当今，全国的酸枣仁生产非常集中，著名的加工集散地分别位于河北省石家庄市赞皇县清河乡孤山村、河北省南部邢台市的内丘县石河乡，以及山东省西南部济宁市汶上县苑庄镇。每年全国的酸枣仁主要汇集到以上几处，集中加工成酸

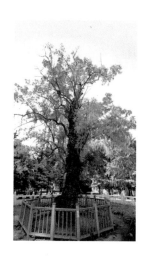

北京市东城区花市社区的古树酸枣王，系北京市园林绿化局评选出的"最美十大树王"之一（中国花卉报资料图片，记者李欣）。

枣仁后再分销到全国各地。

⌒ 成方有传酸枣汤

酸枣仁，治失眠。普通百姓往往如此简单地认识它，还因此誉称它为"中华睡果"。

酸枣仁药用，医籍中初见于东汉张仲景《伤寒杂病论》，并因酸枣仁汤而著名。这是中医治疗失眠的代表方剂之一。

后世统称的酸枣仁汤，最早叫作"酸枣汤"，《金匮要略》载之。到了清代，才由喻嘉言在其《医门法律》中改称为酸枣仁汤。

引起失眠的原因很多，基于中医的病机学说，有因于心肾不交者、肝血不足者、心脾两虚者、痰浊内扰者、胃气不和者等等，并非所有的失眠都可以用酸枣仁汤来治疗。根据张仲景《金匮要略》的明示，本方治疗因虚烦所致失眠——"虚劳虚烦不得眠，酸枣仁汤主之"。

酸枣仁汤主治的失眠属于肝血不足，虚热内扰，血不养心而致，失眠者常伴有心悸盗汗、头目眩晕、咽干口燥、脉细弦等症状。现代多以本方加减用于治疗神经衰弱、早搏、更年期综合征、焦虑症等。由此说明，酸枣仁具有养血而补血作用，而补血即补阴，从而有宁心安神的作用，改善烦躁失眠。

说酸枣仁补血，就有一段名医传承的故事。

明代名医缪希雍（约 1546 – 1627）曾去拜访名医王肯堂（约 1552 – 1638）。王肯堂对这次会见印象深刻，专门在《灵兰要览》中作了记述：秋天，缪希雍先生来访，我高兴地接待了他。我们在一起无拘无束地讨论了许多医学问题。他的精辟学术见解、渊博的知识和丰富的临床经验使我十分钦佩。我补血用酸枣仁的方法，就是从缪先生那里学来的。同样，对这一情节，缪希雍在自己的著作中也作了记录，对彼此间相互学习有得而心有所感。

张仲景的酸枣仁汤，不仅为治疗肝血不足引起的失眠提供了有效的方剂，而且开创了"养血调肝安神法"治疗肝血不足失眠的治疗原则，对后世影响深远。不少治疗失眠的方剂都是在此基础上产生的。

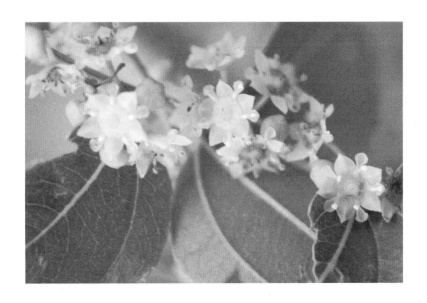

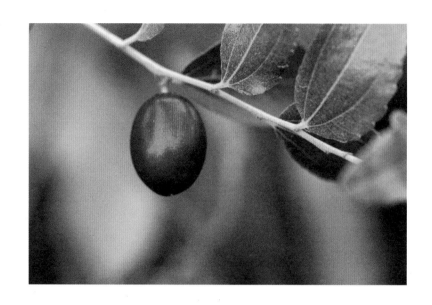

用酸枣仁安眠，究竟生酸枣仁与炒酸枣仁何者为优？有学者仔细检阅古今诸多医家的经验，大都提示熟者为优。如李时珍说酸枣仁"熟用，疗胆虚不得眠。"名医焦树德（1922－2008）也说："我治失眠是用炒枣仁，最好是新炒的。"临床观察，用炒枣仁粉6克睡前吞服，安神效果确较生品为优。动物实验也证明，炒酸枣仁的镇静作用优于生酸枣仁。说明古人用炒酸枣仁配入归脾丸、天王补心丸等传统名方，有其道理。

⌒ 借酸枣述古今情

"驿路多酸枣，行人翠色中。"

普通人行走在山路上，是会留意看酸枣的，古今无异。但在凭吊古迹时，会让人想到酸枣什么事吗？这不，偏偏就有某个地方，因为了酸枣而"千载驰名"！明代越应扬有首《酸枣遗踪》，诗句说：

"由来斯枣名斯邑，特地参天独而奇。一自司空垂笔后，孤标千载茂声驰。"

因为多产酸枣，从而成就了酸枣邑这个地名。参天的一棵酸枣树，多么独特而奇异。自从大司空曹操写到了它，让此地孤零零的这么一个酸枣遗迹却千载驰名。

酸枣古邑，三国前即有之，位于今河南省延津县。大司空曹操与关东各州郡起兵讨伐董卓时，随盟主袁绍驻军酸枣邑。曹操曾提出过袁绍兵临孟津，酸枣诸将攻成皋，袁术入武关取长安的计划，但没有引起大家的重视，最终的军事行动没有成功。曹操所写《蒿里行》词，就记述了与酸枣邑有关的这段历史。

由酸枣邑可引出尉迟敬德与酸枣阁的故事。相传唐太宗的妃子生病，服此地所产的酸枣仁而治愈，遂派尉迟敬德到酸枣邑，监修东岳庙以祭祀神灵。因尉迟敬德与古酸枣树的缘故，这儿后来建起了酸枣阁。

在河南省延津县北9公里，石婆固之东岳庙的西边，有一棵大酸枣树，株高数丈，其粗合抱不交。据清朝《延津县志》记载，唐尉迟敬德奉命监造东岳庙，曾系马挂策酸枣树上。这棵千年古树被后人作为古迹保留下来。明代时东岳庙倒塌，大树枯死，树根侧却另发新株。当时人们修围墙以保护它，继而新株亦死。后来为了保护树干，建起一座宽八尺、高两丈余的方形阁楼，即酸枣阁。阁内棚楼板，楼上北墙中嵌石碣一方，刻"挂鞭处"三字。楼下北墙亦嵌有石碣，镌有明代吏部尚书李戴所撰《古酸枣记》。酸枣树干位于阁之正中，宛如怪石壁立，其树皮

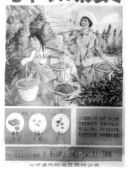

留下历史记忆的《为革命采集酸枣》，20世纪70年代地方药材公司收购药材宣传画。

曾屡被刮去治病，故遭刀砍斧削，迄今胸围仍有1.92米，唯新株痕迹无存。

北宋苏轼有三个儿子，其中两个曾在河南做官，长子苏迈曾任酸枣县尉，这说明宋朝酸枣邑已升格为县级建制。

◯ 何人有心种酸枣

酸枣仁当今已是极贵重药材。

酸枣棵野地生，它不是种植出来的。河北赞皇是酸枣仁药材的集散加工产区，那里的山区土地贫瘠，山上都是石灰岩、片麻岩、灰砂等，这正适合当地人叫作"圪针"的野生酸枣生长。民间有谚语："大坡的圪针，谁爱割谁割。"利用好丰富的野生酸枣资源，已经成为农民谋发展强村富民的一种优势产业。

酸枣仁虽有治病之神奇，世间却少有人会种植酸枣，因为酸枣是野生于大自然的。话说古人和今人种枣的多，种酸枣的实在不多，酸枣野生也不需要种。所以，偶遇的种植酸枣的经历，让当事人和旁观者都颇觉稀奇。我看到马未都在《酸枣》一文中津津有味地述说，他在观复博物馆前移来的太湖石上植根的一株酸枣，生长得颇成景致。但这只可视为一种文人雅趣。

新疆盛产大枣。新疆规范种植大枣也是最多的。就在 21 世纪，新出现了砍掉大枣树，让它的砧木酸枣再发芽，从而出现种植酸枣的一幕。为什么？因为药用的酸枣仁实在是供不应求呀！稀缺为贵，酸枣仁的价格也在飞涨，自 2020 年驶入涨价通道，就一路直上不回头了。

市场自逐利，种植大枣哪有种植酸枣利润高啊。酸枣以前不种它，它还被当成砧木嫁接了大枣。现如今，把已经种植的大枣嫁接部分砍去，让下面酸枣的老根发芽，就可以长出酸枣棵，结了果就能收获酸枣仁了。就这样，规模种植的大枣被砍掉后，就有成片的酸枣种植出现了。于是，种植酸枣，又瞬间成为"富民"的项目。

注目酸枣，还是放眼野外。

无论是酸枣还是大枣，开花时实在不怎么引人注目，只有蜜蜂才对它那米黄色的小花感兴趣。观察过酸枣的人一定不少，但真正对它产生出怦然心动感觉的，未必很多。

酸枣树最是野生而生命力顽强。我国长江以北的大部分山区都有它的身影，西北地区黄土高坡一带更是常见。有一曲带着酸枣的甘甜清香味道的陕北民歌，既有信天游的高亢淳朴，又和着广袤的黄土高原上生生不息的情与爱，体现着大众百姓对它的倾诉心怀：

清早摘瓜过前湾，
崖畔上的酸枣红艳艳。
拦羊的哥哥打下它，
扑啦啦啦，落下了一铺园。
我悄悄地走过去，

把酸枣放嘴边，

哎呀酸不溜溜甜，甜格丝丝酸，

害得我丢了柳条篮篮，丢了柳条篮篮。

……

崖畔上的酸枣艳艳的红，

哥哥妹妹的心儿滴溜溜的乱。

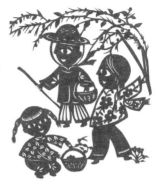

打酸枣，这是包头民间创作并传承的剪纸作品，描绘一家三口打酸枣的场景（内蒙古日报2019年6月7日7版）。

伴随着陕北民歌悠扬的乐曲，让人真心感谢在旷野、山坡或崖畔上那些红艳艳的酸枣果。取以药用，让它的果仁不知帮助多少人远离精神抑郁、失眠的烦忧，怀着对生活的甜蜜畅想，酣然入梦。

秋日的山野上，看到了酸枣，你别怕它的棘刺，千万要去采摘一捧酸枣果。啃掉它薄薄的肉皮，见到它的核，砸开它，看一眼这中华睡果的酸枣仁，是个如何的模样。

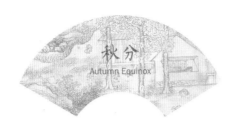

秋分
Autumn Equinox

桂月佳果
圆又圆 ╱ 桂圆

　　农历八月称桂月，桂月有果成熟长得圆又圆，因称桂圆。

　　桂圆又称龙眼，岭南佳果，闻名久远。现今常见的于8月成熟的著名品种如石硖桂圆、储良桂圆，8月下旬至9月上旬成熟的品种有草铺种桂圆。

　　秋季果实成熟时，采收了龙眼，烘干或晒干，去核取肉备用，就是龙眼肉。龙眼无论鲜食干食，都要弃其壳、去其核，其肉味甜如蜜、归脾而能益智，因此它又有与药性关联的别称——"蜜脾"或"益智"。它的主产地在我国福建、广西、广东、台湾，四

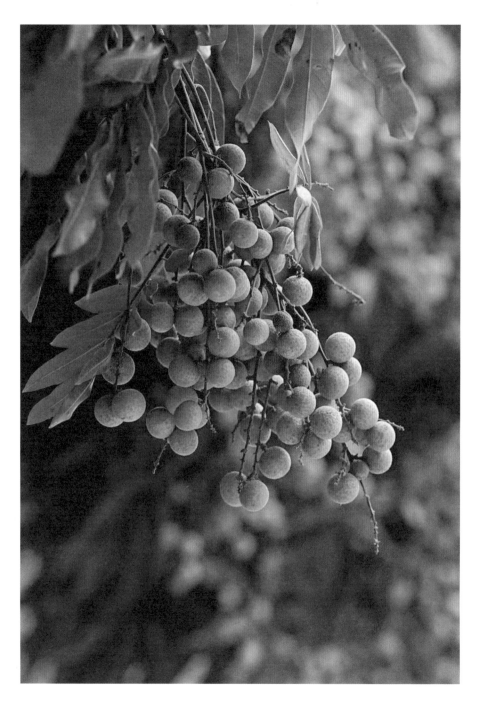

川、云南、贵州亦少量出产，其中尤以福建莆田出产者最为著名。

龙眼肉是补益药，有资益之性。李时珍在《本草纲目》中论述："食品以荔枝为贵，而资益则龙眼为良。盖荔枝性热，而龙眼性平和也。"它纯补的药性，所以有人称其"南方人参"。

佳果却在荔枝后

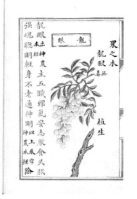

龙眼列《本草品汇精要》果部下品，所绘"龙眼"彩图示龙眼树枝的叶与果特征。

龙眼树为无患子科常绿乔木，属亚热带果树，是我国特产名贵果树。

文献中，龙眼之名更早，桂圆是它最常见的别名。最早的文献见于《后汉书·孝和孝殇帝纪》记载："旧南海献龙眼、荔支，十里一置，五里一候，奔腾阻险，死者继路"。自西汉宣帝朝以后，匈奴开始向汉廷遣送侍子，汉朝延续此前对匈奴的物资回馈，将龙眼和荔枝作为汉廷的赏赐。《后汉书·南匈奴列传》记载："汉乃遣单于使，令谒者将送，赐彩缯千匹……及橙、橘、龙眼、荔枝。"

何以龙眼，又何以桂圆？一般认为缘于其果实的形态：该果实产于古称桂月的农历八月，果实又呈圆形，故得名桂圆；龙眼之名亦因其形，《本草纲目》释其名说："龙眼，龙目，象形也。"眼者，圆也，剥开其壳，此果状似龙眼，因得"龙眼"之名。另有他说，人们多称呼鲜者叫龙眼，称呼干者叫桂圆。过去鲜者不易及的远地，干制者自可远达。如明代泉州人何乔远《闽书》记述，泉州一带"园有荔枝、龙眼之利，焙而干之行天下"。

龙眼树人工栽培的历史可追溯到二千多年前的汉代，并一直作为名贵物品进贡朝廷。后来因"南海常贡之，大为民害。临武长唐羌上书言状。和帝感其言，下诏止之。"即到了东汉和帝刘肇（公元88年-106年在位）时停止了龙眼的岁贡。大约在一千多年前，龙眼由我国传到印度和南亚一带。

"绝品轻红扫地无，纷纷万木以龙呼。实如益智本非药，味比荔支真是奴。"

——这是宋代王十朋的《龙眼》诗。基于物候先后，人们视荔枝与龙眼好似一对兄弟，但总是荔枝先熟，龙眼后熟，龙眼就被人们视为荔枝老二——亚荔枝，宋代《开宝本草》就这样称呼它。"龙眼初如绿豆肥，荔枝已似佛螺儿。"龙眼与荔枝都属于无患子科，亲缘近，形态似，龙眼不仅成熟得晚，果实也较小。西晋嵇含《南方草木状》说："荔枝过即龙眼熟，故谓之荔枝奴，言常随其后也。"由于荔枝的性质属于湿热，最终龙眼药用的记载早于荔枝，这才算胜过了荔枝的风头。

明代宋钰赞美龙眼"圆若骊珠，赤若金丸，肉似玻璃，核如黑漆，补精填髓，蠲渴扶肌，美颜色，润肌肤"。龙眼新鲜的果实，肉质呈乳白色半透明而饱含水分，味甜如蜜；果肉干后变为暗褐色，质柔韧，药用尤佳。

龙眼树不仅提供果实可食可药，而且其树冠繁茂，树姿优美，可作为风景林和防护林树种。由于花期长，花量多，富含蜜汁，因而龙眼树还是优良的蜜源植物。龙眼的果核富含淀粉近50%，是酿酒、制糊精和高级活性炭的原料。龙眼树的木质坚固，是用作雕刻、家具、造船的材料，树根与树干可作栲胶。

⌒ 养血安神而资益

"采摘日盈筐，香生比目房。食多能益智，本草有仙方。"

明代屈大均的《龙眼》诗，对龙眼入药给予肯定。龙眼入药所用部位其实是果实的假种皮，但普遍称其为果肉，药材名龙眼肉。

龙眼肉入药始载于《神农本草经》，列为中品，有"主安志，厌食，久服强魂魄，聪明"的描述。它味甘性温，归心、脾经，功能补益心脾，养血安神。药用龙眼肉以广西所产最多。

龙眼肉既能补脾气，又能养心血而安神，是一味性质平和的滋补良药。龙眼肉单用有效，也常与酸枣仁、远志、茯苓等同用，著名成方有归脾汤。强调它能够扶助老弱，清代名医王孟英重视营养与食疗，他认为：

"龙眼补心气定志安神，益脾阴滋营充液，果中神品，老弱宜之。"

老年体弱、妇人产后、大病后气血不足者，可单用龙眼肉煎汤代茶

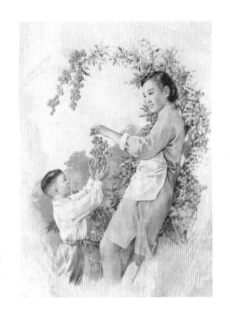

20世纪50年代龙眼宣传画《丰收的喜悦》(年画)，画家金雪尘作品，上海画片出版社印制。

饮，或以白糖蒸熟，开水冲服，取其滋补。

　　说它能定志安神，人们常举例文学作品中的情形：在大观园中，贾宝玉初涉人事后陷于迷瞪之际，是喝了桂圆汤，才定了神。

　　《红楼梦》第六回"贾宝玉初试云雨情，刘姥姥一进荣国府"。书中描写，贾宝玉梦中初试云雨情，之后迷迷惑惑，若有所失。丫环忙端上桂圆汤来，他呷了两口，才慢慢清醒过来。在第一百一十六回中，描写贾宝玉失玉之后，神情迷糊。后来和尚送回了玉，麝月说了句："……亏的当初没有砸破！"话音刚落，宝玉突然神色一变，身往后仰，复又死去。好不容易才弄苏醒过来，王夫人急忙叫人端了桂圆汤，叫他喝了几口，才渐渐的定了神。

　　从上面的描写中足以看出，《红楼梦》作者曹雪芹是深谙龙眼肉的安神定志药性的，因此对何时进服补药汤写得十分切合故事发展的

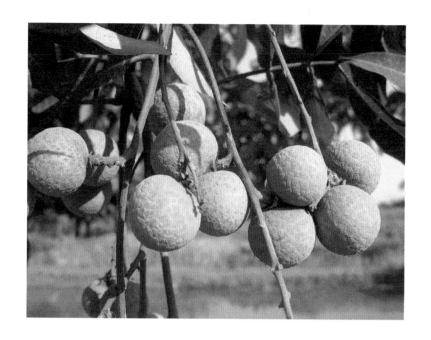

需要。

发挥龙眼肉安神定志的功效，当今名医一首正神汤恰能治惊悸恐。

山东中医学院创校元老之一、国医大师张志远（1920－2017），他推崇龙眼肉、酸枣仁药对，创有一小方名"正神汤"，药物组成龙眼肉、酸枣仁、丹参仅三味，药味虽简但重用，用于治疗神经衰弱、忧郁、焦虑，出现失眠、健忘、惊恐、心绪不宁、记忆紊乱等。此方的适用证应掌握惊、悸、恐三个症状，失眠则是次要的，因为重点发挥了龙眼肉补心血的功效，而酸枣仁位列其次。用药验案在《张志远临证七十年医话录》中有介绍：

"1980年遇一35岁邹平男子，因遭恐吓致精神异常，心悸，易忘，失眠，多疑，每日惶惶不安，躲在屋内怕见亲友。经人介绍，登门求诊。即开正神汤与之，计：龙眼肉50克，炒酸枣仁40克，丹参20克，水煎分三次服。连服10剂，药物未有加减，即彻底治愈。"

⌒ 绝佳膏方并药膳

王孟英重食疗，他的《随息居饮食谱》有首玉灵膏，又名代参膏，即重用龙眼肉加白糖蒸熟，加入西洋参片，蒸制成膏，开水冲服。玉灵膏是值得特别推荐的一首养血便方，他说：

"玉灵膏一名代参膏。自剥好龙眼，盛竹筒式瓷碗内，每肉一两，入白洋糖一钱，素体多火者，再入西洋参片，如糖之数。碗口幂以丝绵一层，日日于饭锅上蒸之，蒸到百次。凡衰羸、老弱，别无痰火、便滑之病者，每以开水瀹服一匙，大补气血，力胜参芪。产妇临盆服之，尤妙。"

具体制作，可以将龙眼肉十份，西洋参一份，两者搅拌均匀，然后放到一个碗里，上锅隔水长时间蒸，时间四小时以上，得到膏滋。然后每天取一调羹，开水冲泡服用。长时间蒸过后，龙眼肉的甜味会慢慢消减，然后会变苦，而药力却更加持久。

玉灵膏方可以迅速补血，力道非常大，寻常的补血剂作用不佳时，此方却会收效。北京罗大伦博士宣讲中药，效果奇佳。他曾经介绍过自己经手的案例：

"北京有位女士，严重疲劳，总是没有力气。她自己说做什么事情都是无精打采的，感觉工作都难以胜任了，同时脸色苍白，怕风怕冷，冬天要多穿裤子，比别人要多穿一个节气的衣服，头晕，失眠，总是无法正常入睡，白天又无精打采。但是她去医院，检查不出任何疾病，这让她很苦恼。

当她找到我，问我这是什么病，把我给问住了。这是什么病？这是一系列症状，如果你把它们当作病，失眠是病，可是怕风是什么病呢？如果真的把它们当病，并一个个研究，我相信此生也找不到答案，比如怕风、怕冷，您去医院挂哪一科？

而中医考虑的是，你的体质如何，是血虚的体质，就要先养血。然后，因为血虚而出现的这些症状，就会消失。所以我当时的回答是：我也不知道您这是什么病啊，我们先用食疗的方法，调理一下体质好吗？

于是，让这位女士吃玉灵膏，当时她不相信，说这么简单的东西能有效吗？我说试试吧！结果，仅仅一周多的时间，就明显见效，她所有的症状都消失了。"

食疗可不仅仅有膏方，妙用龙眼肉更有制成粥汤羹醴等多样的选择。

龙眼易得，恰当选用，食疗有效。龙眼在南方人的养生食疗中应用

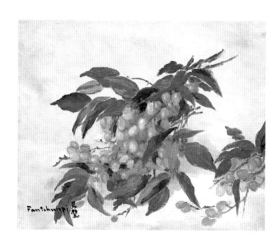

民国女画家方君璧1943年所作《桂圆》油画（据《中国美术报》第116期美术副刊）。

十分广泛。

食疗药膳的形式多样，包括煲汤、饮料、糕点、甜羹、泡酒。资益见长的它尤其适合于体质虚弱、气血亏虚、产后、术后的人群，更可食疗用于失眠、心肌炎后遗症等患者。加以搭配，龙眼常与红枣、莲子、百合、枸杞子等同用。举例几则生活中常用的便捷食疗药膳方。

龙眼粥／桂圆小米粥

原料：龙眼肉 30 克，小米 50 克，红糖适量。

制法：将小米与龙眼肉同煮成粥，烧开后宜转慢火。待粥熟，调入红糖。

功用：补益心脾，养血安神。适用于调治思虑过度、心脾两虚所致健忘失眠、心悸气短、多汗等症。

俗话说"血虚夜不眠，米粥煨桂圆"。脾为后天之本，气血生化之源。用桂圆熬米粥，开胃益脾，养血安神。可供空腹早晚餐食用。老年人尤宜。

桂圆莲子粥

原料：龙眼肉 50 克，莲子 30 克，红枣 30 克，糯米 50 克，冰糖适量。

制法：将莲子泡发，与龙眼肉、红枣及糯米同置锅中，加水，按常法煮粥，临熟调入冰糖融化即成。

功用：益心宁神，气血双补。适用于心血不足而有心悸、怔忡、失眠、健忘、少气、面色无华等症。

龙眼补养心脾，莲子兼能益肾，共奏补养之效。供每日早晚各一次食用。

桂圆肉甜蛋羹／桂圆煮蛋

原料：桂圆肉 30 克，红枣 10 颗，黑芝麻 20 克，鸡蛋 2 枚，红糖或白糖适量。

做法：将红枣去核，黑芝麻炒熟，与桂圆肉一并加入煮锅，加水，同煮沸 10 分钟后，打入 2 个荷包蛋，加糖，煮至蛋熟即可。

功用：补心养肾，益气安神。适用于调治心肾不足、精血亏虚的体虚、腰膝酸软、心悸失眠、头晕健忘等症。

桂圆枸杞鸡肉汤

原料：乌骨鸡 500 克，桂圆肉 20 克，枸杞子 15 克，玉竹 10 克，精盐适量。

做法：乌骨鸡洗净、切块、焯烫后捞出入锅，再将桂圆肉、枸杞子、玉竹洗净一起放入锅中，加水适量，用大火煮沸后，改小火慢炖，至鸡肉熟烂，加盐调味即可。

功用：补虚养生，补益气血。适用于调养心脾两虚导致精神恍惚、健忘失眠、食少体倦、面色萎黄等症。

桂圆当归饮

原料：龙眼肉 15 克，当归 15 克，鸡蛋 1 个。

制法：鸡蛋煮熟后去壳备用，将龙眼肉、当归放入煲中，加水适量，大火烧开，改文火煮 15 分钟，放入鸡蛋再煮 10 分钟即可。

功用：养血补虚，调经止痛。适用于因血虚所致月经量少、痛经的女性。

将桂圆与当归同用，可配制成一款药酒，名"归元仙酒"。

原料：龙眼肉 50 克，当归 30 克，米酒 500 毫升。

制法：将龙眼肉与当归入瓶中，加入米酒，密封，浸泡半个月后即可饮用。

此款药酒与桂圆当归饮功用类似，每日少量饮之，尚有养血益颜之效。

桂圆醴

原料：龙眼肉 200 克，50 度以上高度白酒 500 毫升。

制法：将龙眼肉浸泡于高度白酒内，密封瓶口，每日振摇，经半个月后即可饮用。

功用：补心脾，助精神。适用于心脾两虚所致体质虚弱、失眠、健忘、气短乏力、惊悸等症。每次饮用 10～20 毫升。

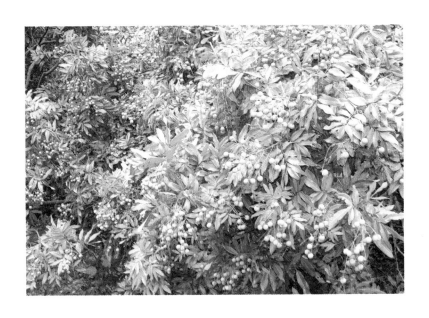

龙眼核壳也有用

龙眼核、龙眼壳治病也有良效，不可视作废物。

龙眼核古人用于外伤，有良好的止血定痛作用。在《本草纲目拾遗》中，有清代张觐斋的论述：

"桂圆核仁，凡人家有小子女者，不可不备。遇面上或磕伤及金刃伤，以此敷之，定痛止血生肌，愈后无瘢；若伤鬓发际，愈后更能生发，不比他药，愈后不长发也。"

龙眼壳有散风疏表、凉血清热之功。用它煎水外洗多种皮肤病，如荨麻疹、瘙痒症、夏季皮炎等，消疹止痒，功效不凡。

当代海派名医邹孟城对龙眼核、龙眼壳均有临床验证，诚信其疗效确实。

龙眼用作食用开发，颇为普遍的食品工业产品有龙眼果酒、龙眼膏、龙眼酱、糖水龙眼罐头等。

龙眼肉性质温润而腻滞，所以对于热性体质、阴虚火旺以及舌苔厚腻者多不适宜，而且患有胃肠肝胆疾病、代谢疾病以及急性发热、急性肠胃炎的患者，均不宜食用。龙眼又是含糖量高的一款水果，糖尿病患者并不适合。个别馋嘴者，最多只是尝个鲜、品个味而已。

美食不可尽用，普通人吃多了，也会上火的。

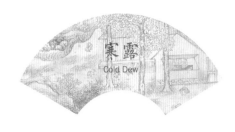

寒深露重秋日长

寒露日在公历 10 月
7 日、8 日或 9 日。
寒露是农历九月
的第一个节气。
九月又称菊月。
寒露节气里，有
着菊花和野菊花
怒放的本草物候。

秋日尽说
菊花黄 ╱ 菊花

又到九月九，重阳登高菊花酒。

春兰、夏荷、秋菊、冬梅。可以说赏秋
时，几乎无人不在说菊花。从其药用来欣赏
菊花，更能体现出它奉献人类之大美。

通过菊的药用，扩展至菊文化，静观
之中，既懂得欣赏菊花之美，又识得菊花之
用，如此让人生得到应有的充实。

⌒ 千古吟唱颂菊花

菊花为菊科植物，别名黄华、金蕊等，

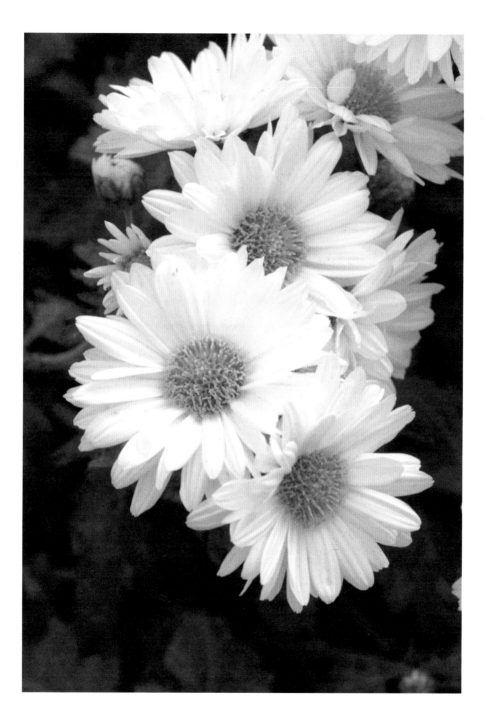

原产我国。它已有三千多年的栽培历史，而菊文化体现典型的中国元素显明于世。

菊花为著名的观赏花卉，为"梅兰竹菊"花中四君子之一，并被列入我国十大名花之一。菊花寒秋开放，傲立风霜，是品质高傲、坚韧贞洁的象征。古往今来，有多少诗篇、画卷都对菊花进行赞美、描绘。

诗词中佳句，早期的莫忘战国时期屈原《离骚》中的"朝饮木兰之坠露兮，夕餐秋菊之落英"。

从春秋战国咏《离骚》，跳跃到东晋陶渊明采菊，他的《和郭主簿》诗："芳菊开林耀，青松冠岩列；怀此贞秀姿，卓为霜下杰。"而尤以《饮酒》二十首中的"采菊东篱下，悠然见南山"最为脍炙人口。

大唐诗韵盛，咏菊佳句更多。诸如唐朝白居易《重阳夕上赋白菊》："满园黄菊郁金香，中有孤丛色似霜。"孟浩然《过故人庄》"待到重阳日，还来就菊花。"元稹《菊花》诗："不是花中偏爱菊，此花开尽更无花。"即使到了唐末，黄巢的《不第后菊赋》更是抒发了菊花的豪气：

　　"待到秋来九月八，我花开后百花杀。冲天香阵透长安，满城尽带黄金甲。"

宋朝诗句也赞美了秋光中的菊花。北宋陆游《晚菊》："菊花如志士，过时有余香，眷言东篱下，数枝弄秋光。"南宋郑思肖《画菊》："花开不并百花丛，独立疏篱趣未穷；宁可枝头抱香死，何曾吹落北风中。"

而到了今朝，菊花更被赋予了豪情壮志、革命情怀。陈毅《秋菊》诗："秋菊能傲霜，风霜重重恶。本性能耐寒，风霜其奈何？"毛泽东《采桑子·重阳》词，传唱的更是豪情满怀：

"人生易老天难老，岁岁重阳，今又重阳，战地黄花分外香。"

⌒ 菊花溯源何其远

一边是赏花，一边是踢球。这不相搭的二者，却也就从中国文字上产生出了联系，跨界的有些远。这事就发生在菊花的身上。

从字源而言，在汉字有着从蘜－鞠（鞠）－菊的字体演变。学界认为，"蘜"原为菊花的本字，后借用作"踢鞠"（蹴鞠）的"鞠"字，最后使用菊字，最终"菊行而蘜废矣"（张舜徽《说文解字约注》）。

大家普遍沿用的说法是，菊花最早记载于《周官》，指向《周礼·周官·蝈氏职》，其文字涉及焚"牡蘜"。《埤雅》释作"菊本作蘜，从鞠，穷也。花事至此而穷尽也。"竟然有着"此花开尽百花杀"的意味。

西汉时《礼记·月令》有"季秋之月，鞠有黄华"，述说菊花是秋月开花，花是黄色的。《夏小正》是中国最早的农事历书，其有"九月荣鞠"，夏历早在春秋时代之前就已经问世，涉古代对物候的观察与记载，《夏小正》的成书年代应当在春秋早期以前，由此"九月荣鞠"该成为更早的起始了吧？

古代所记述的菊花品种，只指向开黄花的，因此又称为"黄华"（黄花）或"金蕊"。从周朝至春秋战国时代的《诗经》和屈原的《离骚》中都有菊花的记载。

《神农本草经》中，将菊花列为上品供药用，正名还是"鞠华"，一名节华，恰与《礼记·月令》相合，其生境记述为"生川泽，及田野"上来看，最早使用的自然都指向野生品种。后世方以栽培品入药。

追溯古人栽培菊花的历史，有诸多盛事。在秦朝的都城咸阳，已经

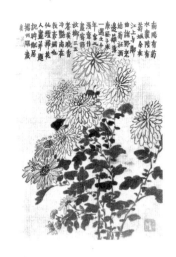

清代金农绢本水墨画《菊花图》，题识中有"南阳有菊水，襄陵有菊城"。

有了菊花交易市场。到了汉代，重阳节赏菊饮酒，已经初步成型。描述西汉杂史的《西京杂记》中有："蜀人多种菊，以苗可入菜，花可入药，园圃悉植之，郊野采野菊供药肆。"从记载看，中国栽培菊花最初是以食用和药用为目的。唐朝（618－907年）菊花的栽培就更加普遍了。

古代赏菊是从菊花的实用性延伸而来的。古人对菊花经过了长期的人工培育，选择出许多名贵的观赏品种，颜色变化也就不仅仅黄菊了。宋代刘蒙泉《菊谱》收有菊花品种163个，是我国最早的菊花专著；黄省曾《菊谱》记载了220个菊花品种。明代王象晋《群芳谱》（1630年）收录菊花品种270多个。《群芳谱》对菊花品种作了综合性研究，记有黄色92个品种，白色73个品种，紫色32个品种，红色35个品种，粉红22个品种，异品17个品种，共6类271个品种；至少有16种花型。

菊花古时雅称"延寿客"，《神农本草经》所载为古称之"鞠华"。菊花又有甘菊、真菊、家菊、甜菊花等别名。

菊花供药用，自然需要优选品种。品种再多，只取其适用者。李时珍在《本草纲目》中描述菊花的品种上百种，强调入药系选择"单叶味甘"的菊花。他说：

"菊之品凡百种，宿根自生，茎叶花色，品品不同。……其茎有紫赤、青绿之殊；其叶有大小、厚薄、尖秃之异；其花有千叶、单叶、有心、无心、有子、无子、黄、白、红、紫、间色、深浅、大小之别；其味有甘、苦、辛之辨。又有夏菊、秋菊、冬菊之分。大抵惟以单叶味甘者入药。"

菊花有着多方面的用途，李时珍对列在草部的菊花功用给出了尤为详细的论述，说"其苗可蔬，叶可啜，花可饵，根实可药，囊之可枕，酿之可饮，自本至末，罔不有功"。

菊花是以菊科植物菊（甘菊）的干燥头状花序入药。沿用至今，按药材产地和加工方法的不同，药用菊花最主要的有四大品种，即亳菊、滁菊、贡菊、杭菊。其中亳菊，主产安徽亳州；滁菊，主产安徽滁县，有"金心玉瓣，翠蒂名香"之誉；贡菊，主

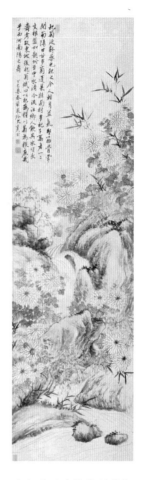

清代吴冈《竹菊图轴》，题识点明"杞菊延龄药也，饮之令人轻身"。

产安徽歙县，又称徽菊；杭菊，主产浙江桐乡等地，又有杭白菊与杭黄菊（黄甘菊）之分。此外，怀菊（河南）、济菊（山东）、祁菊（河北）、川菊（四川）等也是药用菊花的重要品种。

⌢ 菊花既清凉又明目

中药药性理论，菊花味甘、苦，性微寒，归肺、肝经。其轻清凉散，甘凉益阴，苦可泄热，故有疏风清热、平肝明目功能。中医临床常用于风热感冒，头痛眩晕，目赤肿痛，眼目昏花。

菊花的疏风清热功用，应当是《神农本草经》中"主风，头眩肿痛"功效的后世表述。清朝名医徐大椿在《神农本草经百种录》中给出解释：

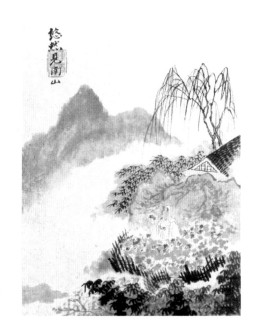

清代石涛写陶渊明诗意画册中的《悠然见南山》。

"凡芳香之物，皆能治头目肌表之疾。但香则无不辛燥者，惟菊得天地秋金清肃之气，而不甚燥烈，故于头目风火之疾，尤宜焉。"

菊花可饵，它也正可以食疗祛疾。如将菊花去蒂晒干，磨成粉，与米同煮粥，即成"菊花粥"。若使用鲜菊花瓣则是奢侈之举了。夏季服用菊花可防治风热头痛、肝火目赤、眩晕耳鸣，久服耳目聪明，有醒脑提神的效果。

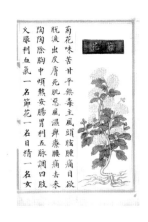

《补遗雷公炮制便览》卷三中的菊花彩绘图。

"眼暗头风事事妨，绕篱新菊为谁黄。"

咏物诗中有咏药。唐代诗人白居易《九日寄微之》诗所咏吟的，就借用了菊花所拥有的明目功效。面对着菊月的黄花，他在重阳的九月九日有感而成诗，并寄赠给老朋友元稹（字微之）。

菊花有养肝明目的功用。《神农本草经》记载菊花能主治"目欲脱，泪出"。菊花因此被清朝张德裕《本草正义》誉为"目科要药"。总结菊花治疗眼病的传统剂型，既有内服的，包括丸、汤、散、药酒、药茶等，也有外用的，包括洗剂、点眼的粉剂、膏剂、滴剂等。

名药有名方。说到菊花名方桑菊饮，人人都该闻其名，识其用。

清朝乾隆年间，江苏淮阴的吴瑭（1758－1836），字配珩，号鞠通，因感于父病早逝，时仅19岁的他悲愤异常，发出了"父病不知医，尚复何颜立天地间"的感慨。他认为，为人子而不懂得医学，就无法尽孝，于是立志学医。4年后，其侄患喉疾，延请他医，施治无效，病反加重，最后竟然全身泛发黄疸而死。吴鞠通恨自己学医未成，深感锥心疾首，继之更加发奋读书，精究医术，终成温病大家。他在《温病条辨》中留下了许多实用名方，如银翘散、桑菊饮、清营汤等。

桑菊饮功用疏风清热，宣肺止咳。主治风温初起。但咳，身热不甚，口微渴，脉浮数等症。

吴鞠通认为，温热邪气从口鼻而入，"温邪上受，首先犯肺"。桑菊饮治疗的咳嗽是风热邪气损伤肺络而引起的。感伤邪气较轻，所以身热、口渴，其病在肺部，病性属热，病机为肺失清肃、宣降失常、津液不布，主要表现为咽痒发紧、咳嗽痰少、口渴咽干等症。

桑菊饮是主治风热咳嗽轻证的常用方剂。以咳嗽、发热不甚、微渴、脉浮数为证治要点。对于风寒咳嗽，则不宜使用。方中主要药物均属轻清宣透之品，故不宜久煎。

这么一首中药轻清之方，却是极容易被人忽视的。

辛凉清热治温病。进入21世纪以来，流感的再暴发让人们对中医治疗瘟疫的经验给予高度重视。而桑菊饮正是中医辛凉三剂之一。所谓辛凉三剂是辛凉法的代表方，包括辛凉平剂银翘散、辛凉轻剂桑菊饮和辛凉重剂白虎汤，其中银翘散、桑菊饮为辛凉解表剂，治邪在卫分。而桑菊饮清热力和解表力都不及银翘散，故称辛凉轻剂。方由药成，正体现了组方中菊花、桑叶的轻清上浮之性。

桑菊饮是一剂典型的流行性感冒预防良方，可用在机体刚刚感染流感，还没有完全发烧发热，咳嗽也不严重的情况下饮用。桑菊饮常用于治疗流行性感冒、急性支气管炎、急性扁桃体炎、上呼吸道感染等属风热犯肺的轻症。

⌒ 菊花益寿可延年

"久服利血气，轻身耐老延年。"

《神农本草经》最早总结肯定了菊花的益寿延年作用。菊花久服可益寿延年，用于预防和治疗老年人常见的各种感染、眼疾、动脉硬化症、高脂血症、高血压、冠心病等。

菊花可益寿是深得古人信服的。据《荆州记》记载：

"南阳郦县（注：今河南省内乡县境内）北八里有菊水，其源旁悉芳菊，水极甘馨。谷中有三十家，不复穿井，仰饮此水，上寿百二三十，中寿百余，七十犹以为早夭。"

本于上典，北宋苏东坡有"南阳白菊有奇功，潭上居人多老翁"之咏，正是说菊花有益寿延年功效。清朝扬州八怪之一的郑板桥也据此在《题菊石图》中题诗赞美菊花的功效：

"南阳菊水多著旧，此是延年一种花。八十老人勤采啜，定教霜鬓变成鸦。"

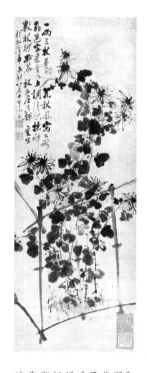

清代郑板桥《墨菊图》，题识："一两三枝墨菊花，秋风写出破篱笆。客来堂上调清供，揉碎数枝聊点茶。"

古人有一"服甘菊方"养生法：三月采苗，六月采菊叶，九月采菊花，十二月采菊根茎，阴干为末，每日酒服一钱匕，誉称其功效"百日身轻润泽，一年白发变黑"。

菊花有利血脉的作用，对于老年人常见的动脉硬化、高血压、冠心病等颇为有效。菊花茶是我国茶中上品，更可以搭配组合为方便实用的药茶方。如以菊花、槐花、绿茶等份，泡水代茶饮，名菊槐茶，可用于高血压的食疗调治，久服有利于预防冠心病、脑溢血、脑血栓形成等。以菊花、山楂、草决明煎服，名菊楂决明煎，可用于高血压、动脉硬化症、冠心病等的食疗调治。

菊花菜肴是我国饮食文化中的亮点。宋代名菜中就有菊花肴馔。

在火锅中放进菊花瓣，半熟时捞出来吃，会令人满口芳菲。清朝的慈禧太后很喜爱菊花火锅，《御香缥缈录·上苑奇葩》一书中还详细记载了煮食方法：选白菊花瓣洗净，待火锅汤沸，先下鱼肉片，后下菊花瓣，使火锅倍加清香可口。

据清宫医药档案记载，慈禧所用的益寿方药中，有单用菊花熬成的菊花延龄膏：

"光绪三十一年十一月初四日，张仲元、

姚宝生谨拟：老佛爷菊花延龄膏。鲜菊花瓣，用水熬透，去渣再熬浓汁，少兑炼蜜收膏，每服三四钱，白开水送服。"

明清时期，将鲜花采用蒸馏法制作香露，用来入汤、入酒、调汁制饵，其味鲜香宜人。

清代曹庭栋《老老恒言》中所记百余种煮粥方中就有菊花粥，服食可养肝血、悦颜色、醒脑明目、清热解渴。

菊花入馔的食法很多，烧菜、凉拌、制饼、做糕、煮粥皆可。当今更有不少可口的以菊花命名的菜品，如广东的"腊肉菊花饼""菊花蛇羹"，杭州的"菊花烩三丝""菊花咕老肉"，北京的"菊花鱼球""菊花肉"等。但个别带菊花名字的菜品，系只取其名而其中并无菊花者，自然是无法发挥菊花应有的保健功效。

最后，不忘谈及中华菊文化的外溢。

菊花起源于中国，传遍了世界。她的身上体现了典型的"中国

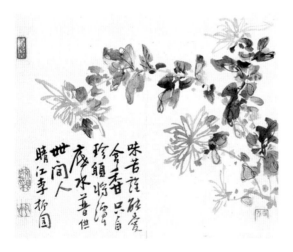

清代扬州八怪之一李方膺（号抑园）《晴江墨妙册》中菊花图，题识："味苦谁能爱，含香只自珍。愿将潭底水，普供世间人。"

元素"。

国人对菊花的喜爱首先影响并传播到近邻的朝鲜半岛与日本。研究认为，公元729－748年间即我国唐代时，菊花经朝鲜传入日本（当时处在日本大和时代），这是中国菊花走向世界的起点。而且中国栽培菊也是西洋菊的重要亲本。通过广泛传播，中国菊花遍及全球。在世界上，菊花成为世界四大切花（菊花、月季、康乃馨、剑兰）之一。

中华文明在世界的开枝散叶，她最该是平和的，在春天里润物无声似春雨飘洒，而面对朔风寒霜时，她就该像菊花那样：菊花香，菊花黄，不与群芳争短长。由此想到了一句禅诗：

"春日才见杨柳绿，秋风又见菊花黄。"

既懂得欣赏菊花之美，又真正识得菊花之用。这样的人生，才开始走向真正意义上的人生。无论是谁，都该懂它一点，悟它一些。

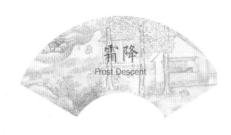

霜降
Frost Descent

秋气肃降凝华霜

霜降日在公历 10 月 23 日或 24 日。一般是农历九月的第二个节气。霜降节气里，有着过了霜降采桑叶的本草物候。

霜后莫忘采桑叶／桑叶

我对桑有着特殊的厚爱。

在济南市郊，紧临黄河，就有一个叫桑梓店的乡镇，如此古朴的地名也让人产生许多的遐想。

山东省夏津县东北部的黄河故道中，有一片古桑林，百年以上的古桑树就有两万多株，其中树龄超过了千年的也有好几棵。曾经专门在桑果成熟之际，我来到这片故道桑田，拜见了古桑新颜，品尝了椹果甘甜。

重视桑果的甘甜滋养，更重视桑叶的药用疗疾。桑树全身都是宝，而药用的桑叶，与一个节气最相关，那就是霜降。霜降之

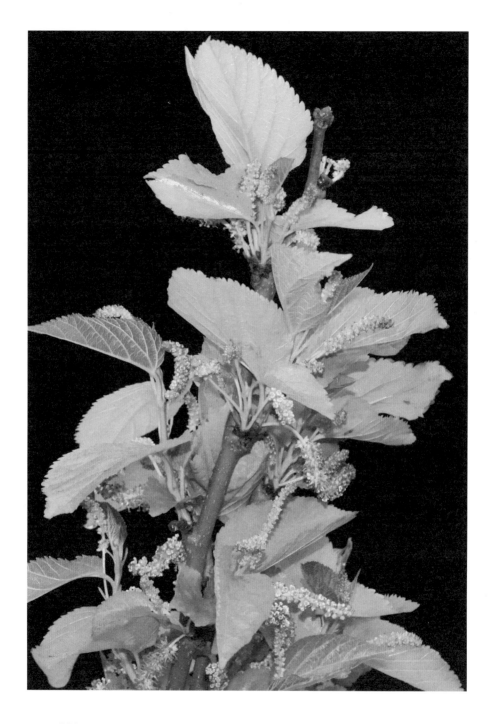

后，到了专门采收桑叶供药用的时候。

霜降之后寻桑叶。有人说中医开方就是开时间，中药材是有它的最佳时间因素的。在本草的四季中，霜降之后就是桑叶用于治病最有效的高光时刻。

◯ 悠久历史桑文化

桑与中国先民的关系密切，从而形成了具有悠久历史的中国桑文化。

"农者食之本，桑者衣之源。"

莫忘农桑。出身于农业立国的中国，有谁会刻意遗忘自己的衣食来源呢？值得肯定，桑曾为中华民族的衣食所需，立下了不朽功勋！

桑椹可食，桑叶饲蚕缫丝。中华民族，看重一棵桑树的全身奉献，因此而有沧海桑田、桑梓、桑榆等念念不忘的桑文化。

"维桑为梓，必恭敬止。"

——这是《诗经·小雅·小弁》中的

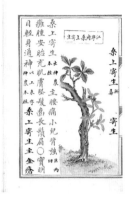

桑上寄生列《本草品汇精要》木部上品，所绘"桑上寄生"彩图既有桑叶，亦示桑寄生特征。桑根白皮（桑白皮）列《本草品汇精要》卷十八木部中品，附述桑椹、桑耳与桑叶。

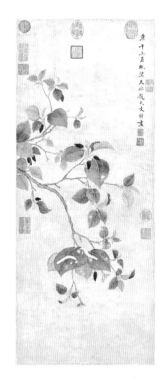

明代赵文俶《春蚕食叶图》写实地描绘了春日小景：桑枝上三只春蚕蠕动缓行，桑叶片留下斑驳的啃食痕迹。

记述。

谁人无家乡、故土、亲人，谁人又不思念家乡、故土、亲人呢？桑和梓都是我国古代民宅附近种植最普遍的树木。"桑梓之地，父母之邦"，看到父母亲种下的桑梓树，必心怀恭敬。后来，桑梓就成了家乡、故土的代名词。

寻古见奇，让人联想到晋代葛洪编撰的《神仙传·麻姑》有记载："麻姑自说云，接侍以来，已见东海三为桑田。"因缘于此，后世以"沧海桑田"比喻世事变迁很大，简称"沧桑"。

沧桑巨变中，今世仍可亲睹那片故道桑田：山东夏津的"黄河故道古桑树群"，2017年11月经联合国粮农组织评审批准，认定其为"全球重要农业文化遗产"。该遗产总面积3.3万余亩，位于德州市西南部夏津县黄河故道范围内。此地植桑历史悠久，规模庞大。据记载，"此间树木繁盛，援木攀行二十余里"。由于历史上屡经灾害毁损，现遗产地范围内仅遗存古桑林1500多亩，有百年以上古树1.2万余株，如著名的古树腾龙桑、卧龙桑等。在平原地区，保存如此完整的古树群落非常罕见。前来观光旅游，以每年春夏交替桑果产收期间为最盛。2017年5月在当地举办桑椹节期间，我曾前往参观浏览，通过观古桑体验沧海桑田的当下，更可亲自从树上采摘椹果，放开肚皮尽情享用其甜美的滋味。

"南山有桑，北山有杨。"

古代先民对桑树和杨树的吟唱，留在了《诗经·小雅·南山有台》里。多么像老人在对孩童说：杨和桑是你必须识得的树木，否则就显得不食人间烟火了。文以教化，难道先民不正是通过歌唱来行教化之实，通过识物助知，又教人物尽其用的吗？

本草的学问，代表了传统文化的认知方法。从认识万物为基础，到知释天地间阴阳变化的道理，进而得闻天下之道，道法于天地自然，走向中国传统文化的生生之道。这正如古老的《万物》甫一开篇所讲：

"天下之道不可不闻也，万物之本不可不察也，阴阳之化不可不知也。"

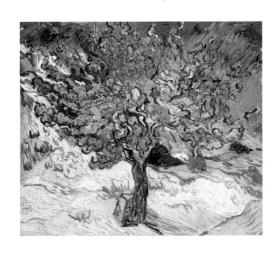

荷兰画家梵高1889年10月所绘《桑树》（The Mulberry Tree）油画展示了秋日泛黄的桑叶。

可食可衣的桑，最为华夏先民所看重并取用，从先民至今，华夏民族对桑的化用，是典型的代表。不说它的药用，就难以构成完整的桑文化。

⌒ 桑叶药用霜后采

"一年两度伐枝柯，万木丛中苦最多。为国为民皆是汝，却教桃李听笙歌。"

——这是明朝解缙的咏《桑》诗。砍伐桑枝，以促使它重新发芽，以获取更多的桑叶。

春采桑叶与秋采桑叶明显不同。春夏时节采桑叶可饲蚕，深秋霜降采桑叶供入药。秋天说桑叶，自然是讲它入药治病的故事。

桑叶治病，历史上有流传最广而为大家熟知的一则医案故事。它最初是由南宋洪迈（1123 - 1202）在笔记体著述《夷坚志》中讲述的，因为有着典型的意义，后来就进入医学与本草典籍。

杭州有一座严州山寺，那儿曾住过一位游方僧人。所谓游方僧人，又称云水僧或行脚僧，常云游四方，即步行参禅求道而非固定于某处修行的僧人。这位僧人形体瘦弱，饮食很少，只要晚上一入睡，就遍身汗出，到第二天早上，衣服全都湿透了。他这种情况已经二十年了，却无药能治。严州山寺的监寺僧（佛寺中主持寺务之僧）多识有法，告诉了这位游方僧人一种简便的验方，让他试治。既然便捷，游方僧人就听从了。他只用了三天，严重出汗的老毛病就被治好了。那方法也简便易行：只不过单用一味鲜桑叶，带露水采摘后，焙干为末，每日只用两钱，用它煮粥，空腹服用。

桑叶治汗出，由来已久。但曾因为被误读，又在一段时期不被人熟悉，无怪乎它曾被看成是桑叶的一个特殊功效。

桑叶入药之早，已经出现在最早的本草典籍《神农本草经》中，它附于"桑白皮"项下，被列为中品，明确的记载为"叶主除寒热出汗。"因古代文献不加标点，曾被人错误地认为桑叶能发汗。对此，基于医学的实践与实用，历史上多次得到澄清，如清代张志聪《本草崇原》中说："《本经》盖谓桑叶主治能除寒热，并除出汗也"。清代陈士铎《辨证奇闻》也有强调："桑叶……引经止汗。"

金元四大家之一的名医朱震亨（丹溪翁）在《丹溪心法》中记载："经霜桑叶研末，米饮服，止盗汗。"中医所谓的盗汗，是指入睡后不自觉地出汗，醒后即停止。《本草纲目》中有附方："经霜桑叶，除寒热盗汗，末服。"《得配本草》也记载，桑叶"甘，寒。入手足阳明经。清西方之燥，泻东方之实。去风热，利关节，疏肝，止汗。"可见，单用桑叶研末服用，可治出汗。

上海著名中医颜德馨教授曾治疗一位盗汗两年余的六十岁妇女，别无所苦，饮食如常，唯觉精神疲惫。治用霜桑叶研末，米饮

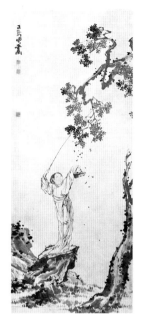

清代扬州八怪之一闵贞《采桑图》，描绘在高大桑树下有一娇小女子登高打取桑椹。

调服9克，早晚各服用一次，结果半月而愈，终未复发。这位患者在用桑叶治疗前，开始用过益气固表法，后又改用滋阴降火等法，治疗均无效。原以为是久治不愈的顽疾，最终仅桑叶一味竟收全功。

对桑叶止汗，颜德馨先生还介绍说："先师秦伯未先生，亦喜用此味治头面出汗（俗称蒸笼头），确有渊源。"

著名中医路志正在治疗盗汗、自汗时也常单用桑叶，多用9克至15克水煎服，或6克至9克研末服。

用桑叶治病，从嫩桑叶到霜桑叶，都是有过的。阅读中医典籍时，若看到有的名医治病时使用青桑叶，也不必奇怪，实践经验说明霜桑叶疗效更优。所以清代张寿颐《本草正义》中强调：

"桑叶，以老而经霜者为佳，欲其气之全、力之厚也，故入药用冬桑叶，亦曰霜桑叶。"

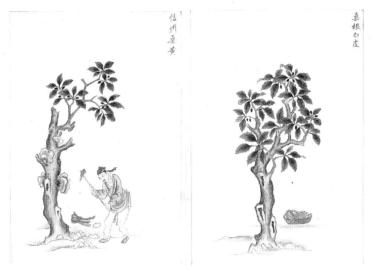

桑全树都供药用，桑根白皮和桑黄彩图出自明代文俶《金石昆虫草木状》。

桑叶在现代中药学归于发散风热药，在治疗风热感冒时最常用到，桑叶与菊花是最常搭配的药对。"把酒话桑麻"，滋补肝肾的著名成方桑麻丸，是用桑叶与芝麻为原料制备的，用的是桑叶而不是桑椹。

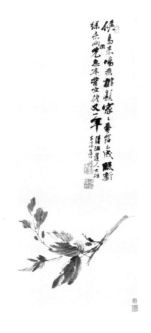

清代石涛《蚕箔成眠图》，题识：候鸟来鸣桑树颠，家家蚕箔已成眠。新丝未出征先急，辛苦空担又一年。

◠ 桑叶清热又明目

中药药性理论，桑叶味苦、甘，性寒，归肺、肝经，具有疏散风热、清肺润燥、平肝明目、凉血止血功效，为临床所常用。

桑叶用于疏散风热，治疗外感，因常用而为人熟知。特别是中医治疗外感咳嗽时常用到桑叶，治疗风热感冒有著名的成方桑菊饮，最方便的是成药桑菊饮颗粒剂。

桑叶可治慢性病，它具有平肝明目功效，古人治眼病，内服外用都曾依赖于它。

桑叶明目，可内服可外洗。单用桑叶煎汤外洗，可治风眼泪下。桑叶与菊花、决明子等同用，内服治风热目赤涩痛。

古代有用热水外洗以明目的方法，颇得读书人沿用。这一方法受到大名鼎鼎的苏东坡推崇，自己亲身实践，并加以记录。据《苏沈良方》卷七"治诸目疾"记载：

"予自十八岁，因夜书小字，病目楚痛，凡三十年，用此医法，遂永瘥。枢密邵兴宗，目昏，用此法逾年后，遂能灯下观细字。大率血得温则荣，目全要血养。若冲风冒冷，归即沃之，极有益于目。"

中医说"肝受血则能视""血得热则行"。热水沃目，温养活血，对保持好视力有效。后来，这种简便的方法发展到不独用温水，而是加用有明目功用的桑叶。在明清医药典籍中多有医案传世，如清代魏之琇《续名医类案》所载：

"一老人年八十四，夜能细书。询之，云：得一奇方，每年九月二十三日，桑叶洗目一次，永绝昏暗（宜五月五日、六月六日、立冬日采者佳）。"

对沙眼目赤目痒，可先将桑叶煎汤去渣，再加入芒硝溶化，乘热熏洗。清朝梁章钜（1775 - 1849）用此方治目肿，得到效验。将其记录在《浪迹丛谈》，赞誉为洗眼仙方。

明目的桑叶，被清宫御医多次运用给晚年的慈禧（1835 - 1908）治疗眼疾，内服的制成小蜜丸或膏滋，并且配合外洗。多使用桑叶、菊花药对，清宫档案有明确记载。

"光绪三十一年七月二十七日，张仲元谨拟：老佛爷明目延龄丸。霜桑叶二钱，菊花二钱。共研极细面，炼蜜为丸，如绿豆大，每服二钱，白开水送服。"（《慈禧光绪医方选议》）

慈禧明目方药仅两味，清热散风，平肝明目。为了方便服用，御医制有同名同方的药丸与膏滋，供慈禧交替服用。光绪三十一年八月初七日，另一御医姚宝生仍沿用上方，但加用了羚羊角、生地黄等药，制成加味明目延龄丸。慈禧有时又单用桑叶，或加用菊花，水煎后洗目。内服外用并举，长期使用。

⌒ 人食其叶用处多

如果说起曾经有过的"主要是为了节省粮食"的采食嫩桑叶，未免会引起一些伤感，但忘记过去也就意味着背叛。

若因此来下结论说人吃桑叶没有推广价值，更没必要留恋的话，是不尽然的。

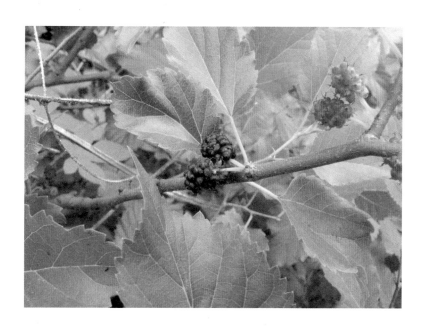

桑叶可做菜，也可做饭。过去做菜，一般是熬桑叶，加些土豆片或土豆丝为好。桑叶做饭做粥，一般是嫩叶蒸后晾干，贮存待用，和干榆子的吃法相似。有的用桑叶烙饼，把干桑叶揉碎掺在玉米面里和好烙饼。为了充饥的目的是无法用好吃的标准来苛求的。

　　食桑叶而有历史源流可溯的，自有潮州"桑叶粿"。潮州人把大部分的米制品均称为"粿"，而桑叶粿是潮汕人清明时节才吃的一种食物。

　　看到其绿色，让许多不认识的人误以为这可能是绿茶或抹茶做成的点心，但并不是。桑叶粿是采用早春桑树刚发芽的新鲜桑叶做成的。把嫩桑叶剁碎，与大米舂成粉末，过筛出粉，添入白砂糖及发酵粉，加入适量水，搅拌均匀，充分发酵，然后装入陶制桃形或圆形粿印（模）蒸熟即可。蒸熟的桑叶粿上部爆开，如花朵般绽放，且散发出一股淡淡的米香味。要吃桑叶粿，过去只有春天的桑树长得好，桑叶够多够盛，才会摘来做。而那绿色的桑叶粿吃起来清新无比，香甜可口，令一股春天

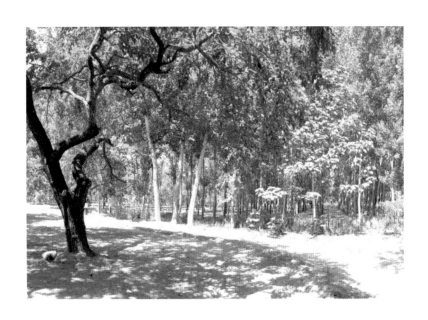

的气息从你的口中传入心田⋯⋯

潮州人吃桑叶粿迄今已有上百年的历史。传说元兵侵占潮州时，潮州人避战乱到了深山老林里，饥寒交迫下，采摘桑叶以充饥，由此发展衍变而来。且潮州向来讲究时令吃时粿，时粿防时病，慢慢衍变成为一种地方特有的健康饮食的方式。桑叶的纤维较多且粗糙，把它跟糯米或大米做成粿食或饼食来吃，既能体现"时粿防时病"的作用，也能起到充饥饱腹的作用。

桑椹食用自不必说，肯定桑叶可食用，它更是被国家医药管理部门正式列入"既是食品又是药品"的药食两用品种之一。

桑叶中食用纤维含量达 14.5%，超过蔬菜和水果，在食品工业中有广泛的开发利用价值，可开发为普通食品、保健食品、饮料、调味料等，已开发有桑茶、桑叶面、桑豆腐、桑叶饼干、桑叶豆粉或奶粉、桑叶酒、桑叶火腿肠、桑叶醋、桑叶酱等。

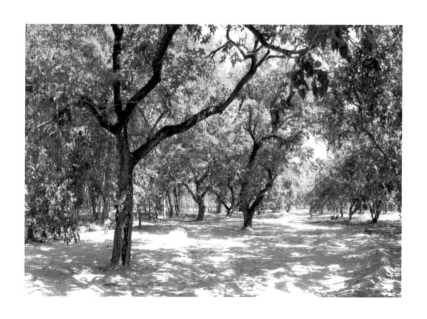

桑茶在日本被誉为长寿茶。日本古书《吃茶养生记》记载，桑叶有改善"饮水病"即糖尿病的作用。桑茶的生产工艺与普通茶类似，需经采桑、洗晾、切叶、杀青、揉搓、解块、烘干、制香等工序。桑茶营养丰富，含有人体生长发育所必需的蛋白质、碳水化合物、脂肪、维生素等，且易于吸收。

将桑叶与中药组配的尚有桑菊香豉茶、桑叶枇杷茶、霜桑叶茶、蜜桑叶茶等十多种。

将新鲜桑叶在低温低压下制成桑叶粉，调加30%小麦粉，可烤制出风味煎饼、面包。将桑叶风干搓细，用酒精浸提，再经过浓缩、碱化、铜代等一系列处理，得到色彩鲜明的叶绿素，可广泛用于化妆品、食品的着色等。

在生活温饱达到小康水平后，再用桑叶来做菜，也会成为很好吃的选择。有一款"鲜桑叶炖猪腱"，就是由南方人首先付诸实践的桑叶美食。

材料：鲜桑叶5克，猪腱肉60克，蜜枣半粒，姜1片。

做法：清洗猪腱肉，切成大片。用水冲洗净鲜桑叶，然后把所有材料放入炖盅内，猛火炖2~3小时，加入食盐调味，供食用。

看到这样的搭配，颇令人有耳目一新的感觉。更有亲身体验过的人介绍个中滋味：桑叶炖过以后，鲜嫩颜色还可以保留下来，吃起来鲜甜可口，留在汤里的清香，是春天树木抽芽的新鲜味道。

供衣供食又供药，桑为人类奉献多。怎可不识桑？

冬、季

Winter

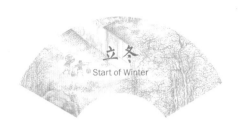

朔风渐起万物藏

立冬日在公历 11 月
7 日或 8 日。一般
是农历十月的第
一个节气。

立冬节气里，有
着收获青葙子的
本草物候。

物微借名
野鸡冠 / 青葙子

秋天的原野，有很扎眼的花卉植物，它一丛丛地生长，开出粉红的花，上面色重而稍下渐浅，特别娇艳。她那高挑的花穗，越尖处越红，呈锥状，仿佛一柄刺向天空的尖锥或长矛。

它自由自在地在野外生长着，尽情绽放着自己的美丽姿态。

这花朵与鸡冠花的颜色真是像极了！可她并没有扇形"鸡冠"，只呈现出尖尖的锥形。原来，它就是人们都认识的野鸡冠花。

野鸡冠的盛花期大致在 8 月，它是经历过暑热与秋霜的。大多数的人，都是在不经

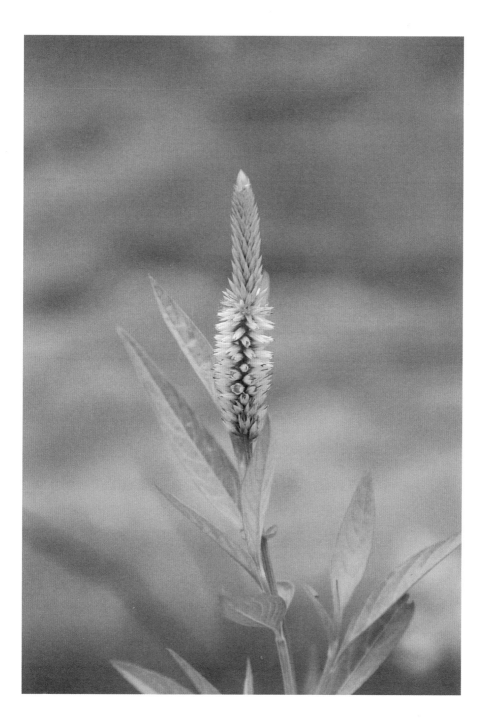

意间欣赏到她的芳姿。

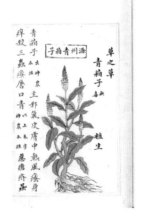

青葙子列《本草品汇精要》草部下品，所绘"滁州青葙子"彩图中花朵呈粉白色，特征明显。

野鸡冠花叫青葙

唐朝杜牧有一首诗《泊秦淮》，述说了烟雨江南的一种花。

烟笼寒水月笼沙，夜泊秦淮近酒家。商女不知亡国恨，隔江犹唱后庭花。

夜泊秦淮河畔，听到歌女的靡靡之音不绝于耳，令诗人心中泛起忧国忧民之情。读诗句令人痛恨权贵的没落以致误国，而往往没人去深入探寻究竟什么是后庭花。

后庭花不是长在某家后院的神秘花朵，其实它就是某种鸡冠花。但它不同于常见的鸡冠花，而是一种矮化品种。北宋时期，苏辙曾经给诗句作过注解："或言矮鸡冠即玉树后庭花"。南宋王灼《碧鸡漫志》中也解说："吴蜀鸡冠花有一种小者，高不过五六寸……曰后庭花。"

在江南地区，比鸡冠花更普通的是与她近似的野鸡冠花。野鸡冠花更普遍，花序长得特别像拉长版的鸡冠花，紫红色柱状的花序，比鸡冠花显得要素净一些。群居的特点，野外的野鸡冠花往往高出杂草，居群生长就有惊人的一大片。

野鸡冠花的种子是一味中药，药名青葙子。说起这个药名好多人觉得陌生。但如果说野鸡冠花，就几乎没有不认识它的了。

野鸡冠花就是青葙，为苋科青葙属一年生草本植物。它是常见的路边野花。它有着粉红与白色渐变的多彩，在花开放的时节，引来蝴蝶陪伴，很具有观赏性。既以"鸡冠"名其花，看上去，它的花序也是美观而耐看的。

路边野花开，不求人知晓。风雨皆经历，任我自逍遥。如果转换了欣赏的眼光，它的身份其实就是一种田野杂草，归于平凡。野鸡冠花别名又有草蒿、蒌蒿、昆仑草、野鸡冠、鸡冠苋，种子又称"草决明"。它的嫩茎叶可作蔬菜、饲料，收获了种子可用来喂鸡鸭鹅。种子含油率在 15% 左右，榨出的油可供食用，但有气味。

古人能够入口的野菜很多。古人既食青葙为菜，也服食青葙子，使它成为一种供服食的植物。现今偶尔有人采食青葙嫩苗，只是出于尝鲜而已。但在《三国志》的"魏志"中，有一位隐士青牛先生，因"常食青葙子"而青史留名。

青葙的分布地域可太大了。它广泛分布在非洲热带、俄罗斯、印度、马来西亚、泰国、缅甸、越南、菲律宾、日本、朝鲜半岛等地，我国中部、南部各省它的身影很常见，一般野生于丘陵、平原、田野的向阳之处。

野鸡冠花可是真鸡冠花的祖先，它们在植物学上同属于青葙属，鸡冠花是从青葙家族中后分化出来的。鸡冠花花穗那丝绒一般的质感、千回百转的扭曲状态和硕大的花形都十分令人称奇。

华丽的鸡冠花未必就胜过青葙：处于原生状态的野鸡冠花青葙，则是天然窈窕，舒展妩媚，更多了一种朴实的芳华。在野外的寂静里，不种自生的青葙，在日光下枉自灼灼地开着，是一种挑战贫穷的热烈，冲击破败的生机。青葙就这样一年又一年的平凡着，又不失时机的茂盛着。青葙子被中医人发现参与了优化人的生命过程，其"高贵"之用自然是药用祛疾。

在认识青葙子的药性之前，先仔细研读一番青葙的植物学描述。

青葙：一年生草本，全株无毛；茎直立，有分枝，绿色或红色，具显明条纹。高30～100厘米。叶互生，叶片呈矩圆状披针形、披针形或披针状条形，少数卵状矩圆形，长5～8厘米，宽1～3厘米，绿色常带红色，顶端急尖或渐尖，具小芒尖，基部渐狭；叶柄长2～15毫米，或无叶柄。花多数，密生。圆柱形的穗状花序顶生或腋生，长3～10厘米；苞片、小苞片和花被片干膜质，光亮，小花密集，初为淡红色，后呈白色。花期6～9月份，果期6～10月。胞果卵形，盖裂；种子肾状圆形，直径约1.5毫米。黑色，光亮。

⌒ 老鼠偷吃明目药

"小老鼠，上灯台，偷油吃，下不来。喵喵喵，猫来了。叽里咕噜滚下来。"

儿歌中，那偷油的小老鼠也变得可爱了。不是吗？老鼠可不只会偷油吃，还有偷中药吃的呢。下面的故事，是北京中医药大学郝万山教授精彩讲述的。

"我有一个朋友，在药房工作。他说：郝老师，这个药房的青葙子，你无论放到什么地方，老鼠都会给你偷吃了。我放到一个密封的大木头盒子里，我想这次它不会偷吃了吧，没想到它居然把盒子给咬一个大窟窿去吃这个青葙子。你说青葙子有什么作用？他是搞药的，他不知道这个药有什么作用。我说，青葙子有明目的作用。老鼠经常夜里活动，它觉得夜里视力差，所以它就偷吃你的青葙子。"

老鼠偷吃明目中药？果真很有趣！青葙子竟然有这么好的明目功效，以至于引得老鼠费尽心机去偷吃它。于是，我翻开《本草纲目》，查看李时珍对此有什么记述。

青葙子治眼，与决明子、苋实同功，《本经》虽不言治眼，而云"一名草决明，主唇口青"，则其明目之功可知矣。目者肝之窍，唇口青者，

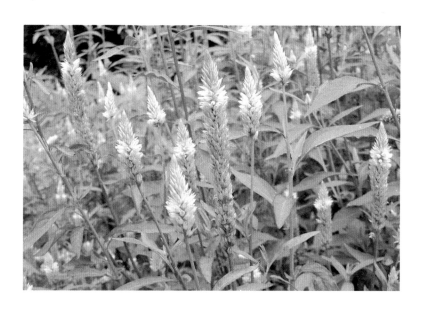

足厥阴经之证，古方除热亦多用之，青葙子之为厥阴药，又可知矣。况用之治目，往往有验，尤可徵。(《本草纲目》草部第十五卷)

决明子、青葙子皆明目，都有"草决明"的别名。李时珍不愧是大家，善于读书参悟。他就从青葙子的别名上参悟到了它具有明目功效，虽然《神农本草经》中并没有说到它有此功效。

青葙子别名"草决明"，中药典籍早有记述，而我竟然是被这则老鼠偷吃青葙子的故事吸引后，才真正上心记住的。

⌒ 药性走表与杀虫

基于对本草的研究解读，关于青葙子一药，需要说明的是，它的药性是走表的。正如《神农本草经》明确记载青葙子功效主"皮肤中热，风瘙身痒"，这种表述与后世"清热"与"祛风止痒"近乎相同，是它对体表瘙痒等病症具有治疗作用。从青葙子主体表瘙痒的病症表现，再联系到它能"杀三虫"，还可以从中医学涵义甚广的"虫理论"来加深理解与认识。

中医病因学概念中的"虫"，既有有形之虫，也有无形之虫。那些不易常见的"有形之虫"，中医学称为"细虫"，也就是后世借助仪器能微观可视的致病微生物，古人受到局限他们只能从症状入手进行描述。细虫一词出自《证治准绳》："夫疥癣者，皆由脾经湿热及肺气风毒，客于肌肤所致也……其状不一，二者皆有细虫而能传染人也。"细虫的理论阐释在中医外科疾病中得到了充分的体现，如白秃疮、圆癣、阴癣、鹅掌风、疫疔、疠风等疾病。《诸病源候论·齿虫候》载："齿虫是虫食于齿，齿根有孔，虫在其间……食一齿尽，又度食余齿"。《诸病源候论·癣候》载："癣病之状，皮肉隐疹如钱文……有匡郭，里生虫，搔之有汁。"描述了瘑虫致病的特点。细虫致病，具有蚕食样损害和传染性特征，如疥癣等往往以瘙痒为其外在表现。

古代中医文献还有关于四类病邪的认识与虫相关，这属于"无形之虫"的范畴，是看不见的致病因素，包括风邪、湿热、败血、浊邪。《神农本草经》中青葙子有"杀三虫"功效，也可与风邪、湿热相联系，这是从无形之虫的病因学角度，来认识理解其"杀三虫"功效。从药性良毒而言，青葙子应当属于安全无毒中药，古人就曾把它服食，可它为何在《神农本草经》中归类于下品药，最相关的就是其"杀三虫"作用了。杀人非良性，杀虫亦然，能杀虫者归良归毒？古人的视角由此自明。

如此，青葙子主"皮肤中热，风瘙身痒，杀三虫"，与中医虫理论诸如"细虫"或风邪、湿热等正是相关的。对此，似乎并未能引起临床

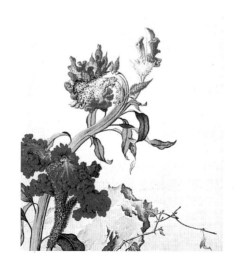

青葙与鸡冠花为近亲，后者得到古今画家的青睐。此为清代郎世宁《花鸟画册》中的鸡冠花。

医家的足够重视。

〇 鸡冠花取以药用

在药用历史上，鸡冠花的种子也曾用作青葙子。唐代《本草拾遗》和北宋官修本草《嘉祐本草》中收录鸡冠花，应当是其较早进入本草典籍的记录。

药食同源，先述食用。无论是食用还是药用，青葙子与鸡冠花都相通相近。取类比象，从类比来认识它俩无疑是捷径。从吃货的角度，青葙与鸡冠家族都经过了古人唇舌的品尝，可供食用的习俗迄今可寻。

今人曹萍波，写《十月里的鸡冠花》，就说道：

"苋科青葙属的鸡冠花，红白橙色兼有，是能吃的。切片炒肉或者打汤，均宜。这很符合苋科的特征，这个科里，有许多都是食用蔬菜，常吃的如红米苋、白米苋，还比如绍兴人做臭豆腐会用到的苋菜梗，就是老的苋菜的茎，都是苋科植物。与鸡冠花同属植物的青葙，嫩茎叶也能吃，只是微苦。"

再述药用。从宋代《证类本草》药图和明代《本草品汇精要》药图来看，当时的青葙和现在的植物青葙是同一种植物，古今无异。它的植物形态，古人描述得很详细。比如明代李时珍在《本草纲目》里非常准确地说：

"青葙生田野间。嫩苗似苋，可食，长则高三四尺。苗叶花实与鸡

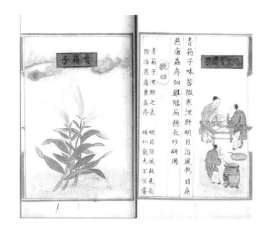

明代《补遗雷公炮制便览》
中绘制的青葙子炮制场景，
左侧所绘为某种鸡冠花。

冠花一样无别，但鸡冠花穗或有大而扁或团者，此则梢间出花穗，尖长四五寸，状如兔尾，水红色，亦有黄白色者。子在穗中，与鸡冠子及苋子一样难辨。苏恭言其结角误矣。"

　　两种植物容易分得清，两种植物的种子却是不容易分清的，它们的种子是极其相似的。古代有时会把鸡冠花子误做青葙子。中国中医科学院郑金生研究员认为，明代《补遗雷公炮制便览》青葙子条目的图就是某种鸡冠花，可见当时把鸡冠花种子也做青葙子用。

　　青葙和鸡冠花长得很像，从植物学讲它们是近亲，属于苋科青葙属，同科同属，二者种子的功效也类似，直到近现代，鸡冠花的种子在一些地区还习惯作青葙子使用。

　　《本草纲目》蕴含了丰富的植物分类学思想。李时珍认为青葙子、鸡冠花子功效类似，而且形态类似，因此书中的药图将二者并列绘制。

　　民国时期的张山雷（1872－1934）将青葙与鸡冠花合为一条进行论述，并进一步阐释了《神农本草经》中所谓"唇口青"的机理。青

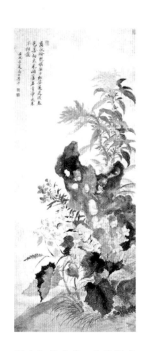

雁来红似青葙。清代恽寿平《锦石秋花图》中以雁来红为秋花表现主角。古画中难寻青葙之影，但现代青葙常用作插花材料。

葙子适合治实证的唇口青，不适合于虚寒证的唇口青。张山雷的补充是非常到位的。他说：

> "然治唇口青，即厥阴肝经郁热气滞之证，非肝肾虚寒之唇口变色也，苦寒滑利，善涤郁热，故目科风热、肝火诸证统以治之。"

现代各种药材标准已经明确了青葙子的药材基源，所以不能混同二者，却可分别入药。

鸡冠花的花和种子均可药用。花可凉血止血，有止带、止痢功效。主治功能性子宫出血、白带过多、痢疾等，用为妇科良药。鸡冠花子有消炎、收敛、明目、降压、强壮等作用，可治肠风便血，赤白痢疾，崩带，淋浊，眼疾等。

> "竹头木屑，马勃牛溲。咸豫兼收，未尝轻弃。"

作为本土创新的中国传统医药学，应急治病时，有时也考虑到药材的使用是否有便利资源与方便取用。这也形成了中药材品种的多样性与往往可使用代用品。如果没有青葙子，想到以鸡冠花子代用，未尝不可。

而鸡冠花的药用，非常值得推介"黄金冠"与"白鸡散"两则止带验方。山东中医学院建校元老之一、国医大师张志远（1920－2017）临床应用鸡冠花，取其消炎固涩。张老在讲解鸡冠花的药用时，引出了自己的家传验方。他在《药笼小品实验录》中介绍：

"老朽根据民间经验，治疗妇女阴道炎、子宫颈糜烂所致的白、黄带下症，开（鸡冠花）15～30克。有血丝者谓之赤带，加参三七、炒荆芥穗，均能见功。同芡实、穿心莲、败酱草、苍术、土茯苓等配方，收效更佳。师法张山雷先生，把本品和黄柏、海金沙各等量，碾粉水泛成丸；或与白果各一半打制粉末，置胶囊中，每次5～10克，日服三四次，也可获得良好效果。前者称黄金冠，后者即白鸡散，乃家传验方，公诸社会，疗疾济世。"

⌒ 两种草决明打官司

话说"草决明"之称，既是中药决明子的别名，还是中药青葙子的别名，两者同名而异物。因为二者都有明目的功效。

有一则关于两种草决明的官司，很有意思，不妨抄录。争执由药店误付草决明而引起。

抗日战争以前，杭州有家"万承志堂"药店。一天，有病家前来配方，方中有一味中药"草决明"。或许医家用意取决明子，但因用了别名，造成误解。店员接此处方，配给了青葙子。病家发觉后，气势汹汹来药店交涉，并故意恫吓说："病人服后病情恶化，药店要承担一切责任。"若果系药店配错药味出现凶险，则事关人命，必担责任。如果事情闹大，万承志堂声誉将大受影响。药店老板是个精通医道的行家，他懂得草决明是决明子和青葙子共同的别名，而且二者都有平肝明目的功效，本可代用。即使误服，也当不至于使病情恶化，考虑此系病家借故发难，有向药店勒索钱财的不良企图。于是，他串联了药业同行会一众骨干，向全市药店发出通知，明确规定：草决明即是青葙子的别名，凡是药方上写草决明时，药店应当配给青葙子，而写马蹄决明时，才明确配给决明子。这样一来，这起药店被告误配药味的纠纷也就不了了之。自此以后，杭州及浙江各地药店都把草决明与青葙子作为同一味中药，得以长久沿用。

药店老板的规定，最重要的依据就在《神农本草经》，因为在该书中，青葙条目下有"子名草决明"的原文。遵经怎么能视为错呢。其实，如果药方中写的是决明子或青葙子的正名，根本就不涉及需要澄清的问题了。所以，药品与中药材必须使用通用的规范名称，这成为一种行业规范。上面的事例毕竟已成历史，但也给今人以宝贵启示。

翻阅本草，让人明白了许多事，可也有令人糊涂的地方：像青葙子，并非剧毒药物，是不该列在《神农本草经》下品药中那些毒药之列的。细思之，当是因为记述它有"杀三虫"功效。若以此为据，它不归下品又该如何归类呢？这是古人与今人视角不同之处。学以助识，当后来发现了青葙子的明目功效后，它是最该与决明子并列的。

决明子与青葙子，在用于明目时，它们往往可互相代用。

规范用名，药用正名。因名称混淆打官司，得到的启发与教训，其实是很深刻的。

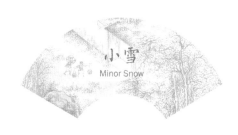

寒冬始俏玉蝶飞

小雪日在公历 11 月 22 日或 23 日。一般是农历十月的第二个节气。小雪节气里，有着瓜蒌成熟变黄采摘的本草物候。

天瓜黄瓜皆瓜蒌 / 瓜蒌

金秋收获时节，到集中种植地去欣赏那满架的"天瓜"，同样给人以视觉的盛宴。

面对着已经金黄色的圆滚滚的天瓜，对那些尚属初步的求知者，我不妨卖个关子：天瓜本是它的贵称，它也曾被古人叫成黄瓜！

面对着被古人称为天瓜、黄瓜的宝贝瓜，还真的让人发思古之幽情。因为古人早早为它创造了一句流传至今的广告语——

"果蓏之实，亦施于宇。"

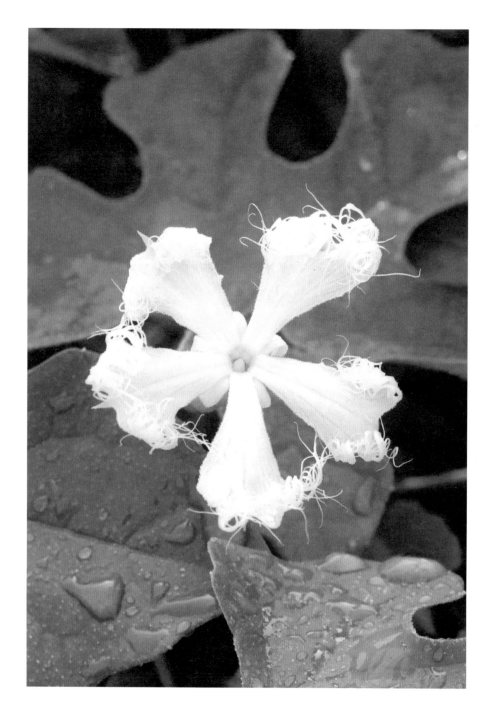

果蠃之实是瓜蒌

"果蠃之实，亦施于宇。"此句出自《诗经·豳风·东山》。

这是一首描写战争题材的先秦古诗，抒情真致而细腻。《东山》以周公东征为背景，以一位征夫即普通战士的视角，叙述东征后归家前，他内心中那份复杂而又真挚的情感，发出的是对战争的思考和对平民百姓的同情。

由《诗经》自然引发了悠远的思古幽情。但是，看似悠远，其实也近。

《东山》诗题名中的"东山"，指的是周公伐奄驻军之地。奄国为商末周初山东之地的一个小国，国都在曲阜。此东山之定位，有说为山东第二高峰即"岱宗之亚"的龟蒙山，周公的大军就驻扎在东山的山脚下。看似悠远的时空，其空间竟然接近到如此地步！

关键在于，诗句中所说的果蠃（luǒ，音与义皆同"裸"）之实，就是可供药用的瓜蒌。

现今的山东济南市长清区马山镇，就是瓜蒌药材的道地产区，已有数百年的种植历史。2021年山东省评选出的齐鲁著名道地药材"鲁十味"，瓜蒌位列其中。宣讲瓜蒌为山东道地药材时，先秦古诗《东山》中的"果蠃之实"，正可以成为其古老的源头。

《东山》是由四章组成的一首长诗，选择地看与瓜蒌有关的第二章内容：

"我徂东山，慆慆不归。我来自东，零雨其濛。果蠃之实，亦施于宇。伊威在室，蠨蛸在户。町畽鹿场，熠燿宵行。不可畏也，伊可怀也。"

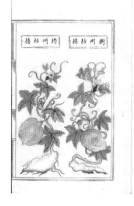

栝楼根与栝楼实分列于《本草品汇精要》草部中品，所绘"衡州栝楼"与"均州栝楼"彩图展示瓜蒌果实与其地下根茎。

对《东山》诗句，专家释义有多款。我有所选择，并加以自我变通而试译。

〔译文〕我到东山去远征，回家愿望久成空。如今要从东山回，秋风吹拂雨蒙蒙。栝楼已经结了果，院墙之上爬满藤。屋内净是潮湿虫，蜘蛛结网挂窗棂。鹿迹斑斑在晒场，磷火闪闪伴寒星。有果有虫有思念，故土家园胸怀中。

《东山》中描写征夫，不是写他出征途中的怨恨，而写他欲踏返途的思绪。在他的思绪中，有草木情怀，有动物有植物，它们可慰思绪。在中医药人看来，其实它们可供药用，可疗病痛。以今人的视角，揣测古代征夫所怀，他在东山之地的山东，莫不是看见了秋风秋雨中结出的瓜蒌果，让他顿生思念：老家院墙上爬满的栝楼藤，也该结果了呀！由此感怀，而成《东山》。据此评说，远古的滋味与后世当代又怎能不相通呢？

李时珍在《本草纲目》中，专门对药物列出了"释名"项，有"正始"即正名之意，正其义之始，解释某物命名的缘由。对于果蓏，《本草纲目》的解释是：

"'蠃'与'蓏'同。许慎云：木上曰果，地下曰蓏。此物蔓生附木，故得兼名。……栝楼即二字音转也……后人又转为瓜蒌，愈转愈失其真矣。"

"果蠃（音裸）、瓜蒌（《纲目》）、天瓜（《别录》）、黄瓜（《别录》）、地楼（《本经》）、泽姑（《别录》）。根名白药（《图经》）、天花粉（《图经》）、瑞雪。"

《本草纲目》以"栝楼"为正名，将其列为草部，位列第十八卷。对于它的别名，李时珍列出了上面这么多。虽然他自己说着因为"音转"而越转越失其真，却把"瓜蒌"之名正式地纳入到了本草典籍之中，应当说：瓜蒌之名首出本草，始见于《本草纲目》。

读中医经典与本草，往往就会迷惑于"栝楼"与"瓜蒌"的关系。简单地给以总结，它们是这样的关系：

中医经典最初是以"栝楼"指称其根的，其果称为栝楼实。其根茎入药，终以《本草图经》的"天花粉"为正名。后世尤其是近现代随着各现代学科的建立，已经明确地区分开"栝楼"与"瓜蒌"两个词语。现今以栝楼专门用作植物名，如栝楼、双边栝楼、长果栝楼、海南栝楼、黄山栝楼、日本栝楼等等。而瓜蒌一词，已经专门指称植物栝楼的果实，药材名也叫瓜蒌，在运用时又可细分为全瓜蒌和瓜蒌子。

有人把《诗经·豳风·东山》比喻为中国文学里最早的《战争与和平》。人类享受和平时，不要忘却战争；人类享受幸福时，更需要与病痛做斗争。医药是古今社会所必需的一种重要支撑，可以说不可或缺。从《诗经》走来，从草木情怀，就联系到了中国传统医药的中医与中药。家国天下，医药攸关。心怀家国天下者，不失草木情怀。

天瓜治胸又治肺

若名实相符，黄瓜的颜色，该呈黄色才对啊。这样联想，一点儿也没错！古人正是把成熟后变黄色的瓜蒌称为黄瓜的。

瓜蒌称"瓜"，因其生于藤。若其藤不得攀缘，则只能结果于地。"木上曰果，地下曰蓏"。蓏（luǒ），凡草木结实如瓜瓞下垂者，统谓之蓏。瓜蒌，它不是树木所产之果，所以古代被归于瓜。它生果悬挂于藤，老百姓又称它为"野葫芦"。瓜蒌果实成熟后，果皮与瓜瓤皆为棕黄色，难怪古人称其为"黄瓜"。

瓜蒌药材是栝楼的成熟果实，成熟于秋季，而秋季正对应了人体五脏之中的肺，因而瓜蒌能入肺经。瓜蒌味甘、微苦，性寒，归肺、胃、大肠经。具有清热涤痰、宽胸散结、润燥滑肠功效。

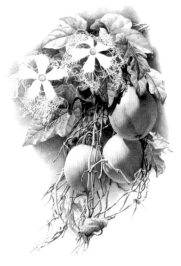

植物科学画家曾孝濂绘制的栝楼植物彩图，同时展示花朵盛开与成熟的瓜蒌果。

方便记忆，可用"甘寒化热痰，治胸又治肺"来概括，从治胸联想到治"胸痹"与"结胸"；从治肺联想到治"肺痈"与"结节"；因"肺与大肠相表里"，亦不忘其具有润肠通便功用。

瓜蒌一般是将整个瓜蒌入药，皮、瓤、仁全部包括在内，这称为"全瓜蒌"。在具体临床用药时，有时也会将瓜蒌皮和瓜蒌仁分开使用，取其侧重药效：瓜蒌皮更偏于行气宽胸，瓜蒌仁或称瓜蒌子更偏于润肠通便。

概括说它的治胸功效，主治胸痹与结胸，至此中医专业人士自然就联系到了经方中《金匮要略》瓜蒌薤白白酒汤与《伤寒论》小陷胸汤。

概述它的治肺功效，可平喘嗽并消痈（乳痈、肺痈）。瓜蒌可是治疗肺中痰多应用最多的中药，被朱丹溪誉为"治嗽之要药也"，它尤其适用于痰热咳嗽。

单方治咳求便捷，久咳不愈瓜蒌水。河南洛阳偃师有位乡村医生王广仁，向患久咳的农村老人推荐了煮瓜蒌水的简便方法：把整个瓜蒌洗净，从中间剖开，取一半放入锅内，加水约两碗，用火熬 20 分钟后，约剩余有一碗水时，将瓜蒌水倒入碗内，加冰糖少许，喝下。每天半个瓜蒌，早晚各熬一次，喝两次。据实际应用，用它熬水治咳嗽有效，特别是针对有痰的阵咳效果更显著。

瓜蒌治肺，还被现代中医创新性地用于治疗肺结节，使它成为一味消肺结节的良药。

⌒ 洁白之根天花粉

上结瓜蒌，下有深根。

栝楼的块根，断面洁白如雪，粉性较强，故名天花粉。古人也食用

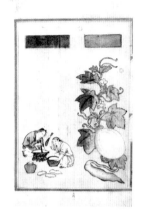

《补遗雷公炮制便览》中的栝楼图，既示瓜蒌果又示栝楼根（天花粉）。

它，本是果腹充饥之举，据此发现药效。《神农本草经》中它叫栝楼根。唐代孙思邈《备急千金要方》中有了"栝楼粉"的名称，并且记载了栝楼根制粉法。

由于栝楼根表面为淡黄白色，横断面为纯白色而且粉质，洁白如雪，古人也习以作粉食之，常用其粉煮粥食用。古人一般于秋冬采挖栝楼根，去皮切断，水浸，勤换水，四五天后取出，捣为浆，滤粉，用来煮粥。唐代孙思邈《备急千金要方》、明代高濂《遵生八笺》中均有天花粉粥。

栝楼的果和根两用而有两名，宋代苏颂《本草图经》中记载："实名黄瓜，根亦名白药"，《本草图经》中列天花粉为正名，这是天花粉名称在本草典籍中首次亮相。

李时珍《本草纲目》在释名项有"根名白药（《图经》）、天花粉（《图经》）、瑞雪。"瑞雪一名显然是他新收入本草的，他解释说："其根作粉，洁白如雪，故谓之天花粉。"这一解释的背后，就有"天花"与"雪"以及"瑞雪"的关系，李时珍的解释体现出他"书考八百家"的真正功力。唐代熊儒登有《雪中答僧书》诗："八行银字非常草，六出天花尽是梅。"宋代陆游《拟岘台观雪》诗："山川灭没雪作海，乱坠天花自成态。"金代高士谈《雪》诗："簌簌天花落未休,寒门疏竹共风流。"诗句中的"天花"均是指雪花。李时珍的释名,包含了两方面的含义,"其根作粉"与药物的炮制有关,一般经"去皮捣烂,以水澄粉用",二是得名于性状,洁白如雪,雪即"天花",天花粉即雪粉状,又名白药或瑞雪。用"雪"关联其药名,也可以体现它具有寒凉的药性。

天花粉为清暑解毒妙品,常用于痱子(夏季皮炎)、疮疖(暑疖)、湿疹。外用天花粉可单用,或配半量滑石粉,少许冰片,研极细末,作皮肤撒布剂。

寓治于食,天花粉冬瓜汤是值得推崇的一款药膳。用天花粉 30 克,冬瓜适量,煮熟食用。

制法:将冬瓜去皮去子,切成薄片,再与天花粉同煮,待熟,加盐调味。适用于食疗暑热引起的津液亏虚,表现为发热、多汗、口渴思冷饮、小便短赤等症状。

⌒ 瓜蒌外用更久远

"水牯负鸲鹆,山枢悬栝蒌。"

释义:水牯背上负八哥,山间刺榆悬瓜蒌。这是北宋贺铸(1052－1125)《快哉亭朝暮寓目》二首之一的诗句。"山枢"一词自《诗经》的"山有枢"而来,"枢"者,树木名,即刺榆树。

瓜蒌药用,其名最初叫"栝楼实"。最初的功用,当数《名医别录》所记载的"实入摩膏用",这是《本草纲目》转录的,是它外用的途径。《名医别录》的辑本中则有:"(栝楼)实,名黄瓜,治胸痹,悦泽人面。"原来，用瓜蒌摩膏来悦泽人面，就是它最初的用途。天然的瓜蒌是古人最早运用的美容化妆品。

瓜蒌入膏这一用，就用了几百年。陶弘景之后，又五百年过去了。到了宋代唐慎微《证类本草》还在说："《毛诗》云，果蓏之实，亦施于宇。其实，今以杂作手膏用。"这是将瓜蒌制膏用于护手，该是后世"护手霜"的老祖宗了。

瓜蒌外用，也并不是用它护了手，就不再用于面妆了，它是既护手也涂面。宋代庄绰《鸡肋编》载，燕地女子"冬月以栝蒌涂面，谓之佛妆，但加傅而不洗，至春暖方涤去，久不为风日所浸，故洁白如玉也。"古代燕赵之地，皆属今之北方。燕地在今所属范围河北省北部、辽宁省西南部和山西省东北部。女性于冬月（农历十一月）用瓜蒌涂脸面，因面部被成熟的瓜蒌染黄，如同佛面贴金，故谓之佛妆。

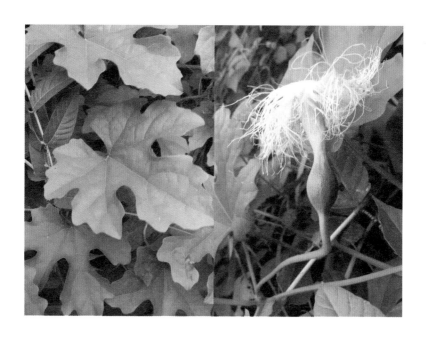

瓜蒌护肤效果好，某些人群喜欢用。来自纯天然产品的瓜蒌，其养护之功，能使人的面庞洁白如玉。清代浙江人查嗣瑮有《杂咏诗》，所涉乃明朝万历时伎人王雪箫化妆用到瓜蒌的实事：

"西院琵琶拨未休，雪箫东院起梳头。春风暖入肌肤滑，初点胭脂洗栝蒌。"

清代盛大士《灯市春游词》提及当时的女性用瓜蒌化妆，街市中所见到"鬓边貂"之类的穿着，显示用瓜蒌敷面的，不乏富贵女人。

"春城游女踏红绡，可是羊家静婉腰。香水栝蒌刚洗去，避风犹戴鬓边貂。"

李时珍在瓜蒌的众多附方中，载有一则"面黑令白"的外用方：

"面黑令白。栝楼瓤三两，杏仁一两，猪胰一具，同研如膏。每夜涂之，令人光润，冬月不皴。(《圣济录》)"

在清宫医案中，也有瓜蒌用作外治。据《慈禧光绪医方选议》记载，光绪二十八年（1902）六月初二日，用瓜蒌一斤绞汁，加大麦粉，和面作饼，烤熟后趁热熨敷，治疗中风口眼歪斜。中国科学院院士、国医大师陈可冀对此评议，认为此外治方以瓜蒌为主药，瓜蒌甘苦性寒，用其润燥开结、荡热涤痰、疏肝郁、缓肝急之性以为外治。

这瓜蒌果是可以吃的！它是一种可入口的瓜果。李时珍对它有着仔细观察，也有详细记录：

"时珍曰：其根直下生……其实圆长，青时如瓜，黄时如熟柿，山家小儿亦食之。内有扁子，大如丝瓜子。壳色褐，仁色绿，多脂，作青气。炒干捣烂，水煮取油，可点灯。"

同为明朝的《救荒本草》中也记载，"采栝蒌瓤，煮粥食，极甘"。所谓"极甘"，毕竟是救荒困境下比较而言，绝非日常食用得来的体验。时至今日，除了瓜蒌子已成为炒食的干货，少见有人吃瓜蒌的。

从《名医别录》的"栝楼实"，到唐代《备急千金要方》、五代时《日华子本草》，慢慢出现了"栝楼仁"与"栝楼子"，宋代《太平圣惠方》中有了关于"栝楼皮"入药的记载。到明代，瓜蒌、瓜蒌皮和瓜蒌子分别入药已经较为明确和普遍了。李时珍正式把瓜蒌引入了本草，并特别注明"时珍"二字宣示，这是"瓜蒌"的名称出现于本草典籍的最早记录。

宋代贺铸的《快哉亭朝暮寓目》诗，其"水牯负鸲鹆，山枢悬栝蒌"句，其下紧接"坐惭真隐子，物我两悠悠。"诗人观看到禽鸟立于牛背，瓜蒌悬于树上，渐ális过眼烟云，终须物我两忘的超脱。

贺铸的诗，继承了《诗经》里"山有枢"的景象，是安宁的、简约的，没有规模化农业生产气息。瓜蒌本就是野生植物，来自深山峻岭、山崖石壁。如此的山野气息，若在房前屋后随手种上它一两棵，无论架上所悬的瓜蒌或多或少，都是一幅颇具特色的家园妙景。

苏辙的《赋园中所有十首·其七》，主角是园中的瓜蒌。是他想念自己的兄长时，联想到了家中庭院中的瓜蒌果，家兄未回，心中生出"呦呦感微物，涕泗若零雨"的情怀。"但爱果蠃茎，屈曲上墙堵。朝见缘墙头，莫已过墙去。物生随年华，还日何足数。"

瓜蒌治病颇能令人宽胸怀。从古人的诗咏，似乎观瓜蒌也有令人忘我的胸怀开阔。果如此，则不药而药，又能不治而治。

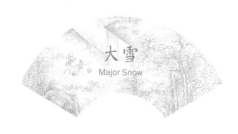

大雪
Major Snow

雪落如诗冬添玉

大雪日在公历 12
月 7 日，或 6 日、
8 日。一般是农历
十一月的第一个
节气。

大雪节气里，松
柏挺拔，有着松
根下可寻茯苓的
本草物候。

循着松根
掘茯苓 / 茯苓

"岁寒，然后知松柏之后凋也。"

松柏长青而耐寒，愈是寒冬愈令人敬佩
其坚挺。从松柏，既能让人想到长寿，也能
与治病产生出联系。提及松与药，容易让人
联想到贾岛的诗句：

"松下问童子，言师采药去。只在此山
中，云深不知处。"

从立在松下的童子，能不能让你进一步
联想到：师傅也许正在山中，从松下采挖古

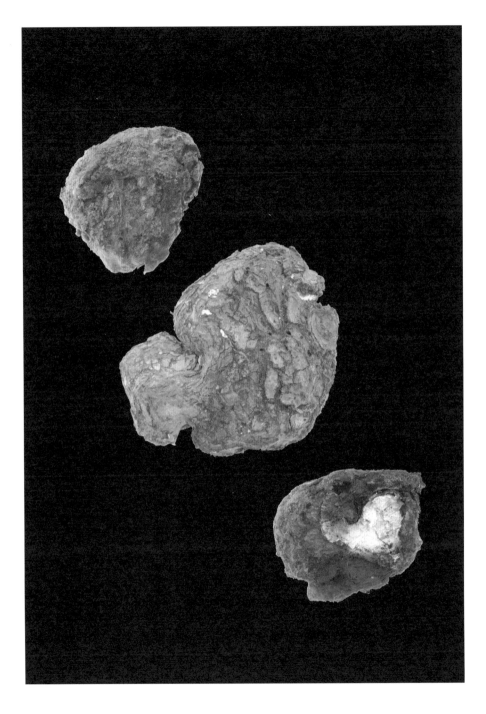

人珍视的一味良药——茯苓。

茯苓，其实是离不开松树的一味药。在了解到茯苓生成的背后，人们会更加赞叹，它是松树为奉献人类做出了凤凰涅槃般的灵魂转换。

⌒ 掘茯苓终识真身

皖南山区，地处长江以南，水秀山清好去处。

夏天的一个早晨，一位前来采购药材的外地人走进空气清新的松树林，却有了异样的发现：有一棵松树，显得不那么青翠，虬枝苍老。树干上有像"菟丝草"一样形状的长丝缠绕，树下草枯，疏松的地面干燥而有裂纹。他在地面上跺跺脚，感觉地面空空作响。他把这一发现向本地的药农询问，老药农说：因为这下面藏着宝贝呀。

老药农取来锄头刨了下去，很快就挖出来几大团的黑疙瘩，其中有一颗大的，正从松树的根上穿过。这位外地的药商，在药材"皖苓"的道地产区，见识了的茯苓和茯神新鲜时的模样。茯苓附松树而生，其中只有紧抱松树支根生长的茯苓，才有"茯神"之名。

中国人认识茯苓的历史太过悠久。

早在西汉时期的杂家作品《淮南子》中，就有"千年之松，下有茯苓，上有菟丝"的记载。

茯苓长个什么样子呢？"所在大松处皆有，惟华山最多。生枯松下，形块无定，以似龟鸟形者为佳。"你看，五代时的韩保昇告诉人们，几乎各地的大松树都有可能长茯苓，形状越是奇奇怪怪长得像龟啊鸟呀的更好。

生长于松根上的野生茯苓，呈不规则块状、球状或椭圆状等。它

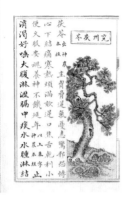

茯苓列《本草品汇精要》木部上品，绘有"京西茯苓"与"兖州茯苓"彩图。

的表面是粗糙的，灰不溜秋像个瘤子，外表从淡灰棕色到黑褐色。在瘤状的外皮下，茯苓的内在却细腻得可爱：呈现为均匀的白色或粉红色，干燥后碾碎成为茯苓粉。一般来说，茯苓个还是越大越好。内在越白的茯苓，品质越佳。

根据传统认识，古人珍视茯苓，既供服食又用以祛病。在《神农本草经》中，它是妥妥的上品药，在古人看来自带仙气：茯苓之名其实是从"伏灵"转化来的，犹言它是伏生在灵根上的宝物。茯苓生长与松树相伴，古人限于认识水平，认为茯苓是"受松之灵气而结"。李时珍尤其看重它有"伏灵"之名，认为这一名称本于《史记·龟策传》的"盖松之神灵之气，伏结而成"。

茯苓是植物的根吗？它像什么，或者可以拿什么来类比它呢？在漫长的历史长河中，人们完全不知道它出身的真正"血缘"（基原）。最终揭晓的现代答案，茯苓其实是一种菌类，那茯苓块就是它的菌核！

在真正认识茯苓的菌类属性之前，并不影响它的食用与药用。一直到了19世纪，它的基原才开始被真正揭示，最初是国外医药学者和生物学者通过观察认识到，它是一种低等生物真菌。直到20世纪的1922年，德国生物学家沃尔夫（F.A. Wolf）在发现了茯苓的子实体后，完成了茯苓有性世代研究，茯苓是一种真菌的菌核才得到证明，沃尔夫据此修订了茯苓的拉丁学名为 *Poria cocos* (Schwein.) F.A. Wolf。

⌒ 食茯苓须辨真伪

古人从松下采挖到了茯苓，认识了茯苓，就开始食用它，把它视为非常重要的养生服食品。

茯苓可长服久服。在《神农本草经》"久服安魂养身，不饥延年"的认识指导下，令后世茯苓的食疗大行其道。它也有很好的保健作用，至今也是颇负盛名的药食两用珍品。

茯苓药用的案例，宋朝儿科名医钱乙用它自治疾病的事例十分典型。钱乙在晚年得了周痹病，困扰于周身疼痛麻木。他采来茯苓炮制后服用，虽然身体偏废，但"骨气如全人"，晚年还坚持为乡亲诊治疾病。

魏晋时期，食茯苓求长生蔚然成风。南朝齐梁时代陶弘景辞官返乡，梁武帝即令每月赐茯苓五斤，白蜜二斤，以供常服。据《南史·陶弘景传》第六十六卷记载，这是齐永明十年（492）的事。

唐朝有位老人深识药性，他服用茯苓抗衰老，果然有效，本已斑驳的白发慢慢又生出了青丝。徐凝（约 813 - ?）亲眼所见这件事，他跑去看老人采挖了茯苓的那棵老松树，看到它由枯黄而死亡。这不仅让徐凝心生恻隐，原来您老的白发变黑，可是以老松树枯死为代价的呀！于是徐凝留下了一首《柬白丈人》诗。

"昔时丈人鬓发白，千年松下锄茯苓。今来见此松树死，丈人斩新鬓发青。"

抗衰也好，祛疾也罢，其实这在中医人早已知晓，正是因为生长了茯苓，松树才枯死。不论你是否去采挖茯苓，老松树的大限已然到了。还正如那生长了牛黄的老牛，也是因为衰病，才使它长出了属于结石的牛黄。中医药人能够利用如茯苓、牛黄这些产物，其实是一种大智慧。

苍松生出茯苓，未必是一件坏事，它仍不失松之英豪。无怪乎南宋文天祥有豪迈的诗句述说此事——

"一任苍松栽十里，他年犹见茯苓生。"

宋代词人黄庭坚咏茯苓的《鹧鸪天·汤泛冰瓷一坐春》，把茯苓的滋补功效比作了仙药，称赞此"灵根"有长生百岁之效。

"汤泛冰瓷一坐春，长松林下得灵根。吉祥老子亲拈出，个个教成百岁人。灯焰焰，酒醺醺。壑源曾未醒醒魂。与君更把长生碗，聊为清歌驻白云。"

据黄庭坚词题所说，这是他品尝了吉祥长老烹制的"长松汤"后所作。宋代盛行以植物药材制备成熟水，提供给人们像茶汤那样饮用，这是古代典型的功能性饮料。"长松林下得灵根"，所得正是茯苓，用它来制备成熟水经常饮用，有着"个个教成百岁人"的保健功效。黄庭坚的这首词，无疑是在为茯苓的保健作用点赞。他还举例说，有位寺僧病痂癞，因服用此汤而病愈。茯苓具有健脾利湿作用，正好可治寺僧因湿毒浸淫所导致的皮肤疮痒疾患。

在把茯苓当成珍品的同时，它的伪品也出现了。历史上尤以柳宗元（773－819）辨茯苓真伪的经历，最为引人注目。

从中唐乱世中走出的名家柳宗元，有一天突然患了病。他脘腹部胀闷不舒，并且心慌，于是去找医生诊治。诊完后医生对他说，用茯苓这味药可治你的病。

吃点儿茯苓，本就是大家认同的好事啊，所谓"君子食之兮，其乐扬扬"。柳宗元就到街市上去买茯苓，回家后煎煮好服了下去。可是服药后病情不但没有减轻，反而更加严重了。柳宗元派人再请来医生，告诉了服药无效并加重的情况，质问原因何在。医生听完后，仔细检查辨别了药渣，负责任地告诉他：这哪里是茯苓呀！您煮的这是老芋头。一定是卖药的人为了赚钱，用假的来欺骗您。您没有搞清楚，怎么能责怪我用药不对呢？

于是柳宗元专门撰文《辨茯神文并序》，申辩茯苓伪劣，申明茯苓的功效，警告世人，避免上当。文章写于元和四年（809年），或许就是当年发生之事。

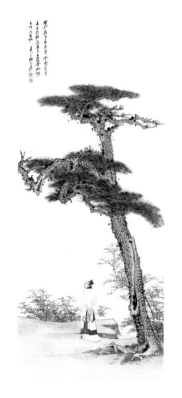

"老松磊磊多奇节，冬无霜雪夏无热。根头更有千岁苓，知谁可语长生诀。"张大千画作《松荫高士图》题识中的老松"根头更有千岁苓"，正与"松荫高士"的主题相呼应。

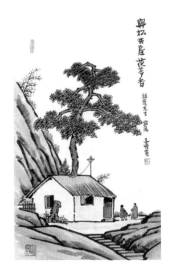

松穿老屋，根生茯苓。丰子恺《与松共屋茯苓香》将可见的老松与不可见的茯苓表现在同一画作中。

二苏酷嗜服茯苓

北宋嘉祐二年（1057），苏轼与苏辙兄弟俩，同时参加科举考试，同时考中了进士。当年哥哥20岁，弟弟18岁。这对年轻的亲兄弟早早成名，各自在仕途上、在文学的创作上都取得了非凡成就，名扬天下。兄弟俩在养生方面也有一些共同爱好，从亲身尝试使用，到都笃信茯苓的养生功效。

苏轼对服食茯苓的保健作用深信不疑，身体力行，以为得了"长生要诀"。他在《东坡杂记》中详细载有服茯苓法，还亲自实践制作东坡茯苓饼。年过六旬后，他仍记忆惊人，体魄强健。他自称与常服用茯苓大有关系。

弟弟苏辙，或许是由于体质因素，以及青少年时期的苦读，虽然学业优异，健康状况却欠佳。后来他在治病调养过程中，对茯苓的保健功效也深信不疑。他写了篇《服茯苓赋》，对自己的身体状况、养生信念以及应用效果等，都有所交代。

经过了他们俩的切身体验，引得后人都比较看重苏家的一首长寿秘方——茯苓粥。

这款茯苓药粥是自苏辙的养生体验得来的。苏辙少时多病，夏则脾不胜食，秋则肺不胜寒，久服药不愈，这正是他在《服茯苓赋》序言中所描述的状况。他在 32 岁到宛丘（今河南淮阳）任州学教授时，与朋友交谈中得知，练气功、食茯苓可治此病。他相信茯苓是"可以固形养气延年而却老"的佳品，于是制作并服用茯苓粥，坚持不懈，深得其益，更加重视饮食养生。后来他就把此茯苓养生粥方告诉了父亲苏洵和兄长苏轼，全家人都服用。于是，苏家茯苓粥方被人们视为了三苏的长寿秘方。

明清时代，对茯苓的抗衰老作用十分推崇，云贵川等主产茯苓的地方官员进贡皇室必定有茯苓若干担。茯苓的保健作用受到高度重视，还可以从清宫医案找到实证。根据医案资料统计，慈禧内服的十几个长寿补益方剂中，配伍的药物共有 64 种，其中茯苓的使用频率最高，达到78%。据载光绪六年（1881）慈禧 46 岁时，因发生"少食不饮，恶心，便溏"，众御医会诊后，建议服明代医家陈实功创制的"八仙糕"，此糕是采用茯苓等五种药物及糯米、粳米、白糖和蜂蜜制成。陈实功介绍此糕："但遇知觉饥时，随用数条甚便，服至百日，轻身耐老，壮助元阳，培养脾胃，妙难尽述"。慈禧服用八仙糕数日后，食欲改善，再无恶心，便溏停止，精神转佳。从此在她晚年的二十余年里，一直以此糕为常食。

以茯苓为原料的清宫名点"茯苓夹饼"、天津"茯苓糕干"、四川"茯苓包子"、湖南"茯苓糕"、湖北"茯苓酒"等多种保健食品都深受欢迎。据此，现今食品工业中不乏将茯苓制成茯苓酥、茯苓糕、茯苓饼、茯苓酒等，著名特产如北京的茯苓夹饼、云南的高级饮料去渣茶精

（茯苓、薏米、山楂、赤小豆、灯芯等）等均颇负盛名。

在湿度较大的地区和场所，茯苓可作为重要的食疗品种。有的国家把茯苓作为海军常用药物及滋补品的原料。

松树凌寒，松下灵根。有此茯苓，药食共珍！

——由松树到松根到茯苓，这认识进度进阶不小。

🌙 种茯苓道地所出

自古以来，野生茯苓分布零星分散，不易寻觅。

既然资源稀少，需求又众多，人工栽培它也应运而生。从原始的"肉引"到后世的"菌种"种植，茯苓成为大型药用真菌人工培育的代表性品种之一。

我国人工栽培茯苓始于南北朝，距今已有 1500 多年的历史。南北朝时期为茯苓栽培的探索阶段，如《本草经集注》记载："（茯苓）彼土人乃假斫松作之，形多小，虚赤不佳"。这是对早期茯苓野生转家种所获者品质不佳的记述。

南宋时期，茯苓栽培已经积累了相当多的经验，出现了"肉引"栽培方法，是将嫩茯苓切片，内流白浆，将带浆茯苓片接种在松木上发菌。南宋周密《志雅堂杂钞》对栽培大茯苓法记载较详细：

> "近岁村民，择苓之小者，其上用老松根一节破之，以苓之系于其中，而紧束之，使脂液浓流于内，然后择他山土之宜茯苓者，掘深坎瘗（yì，掩埋）之，至两三年取出，则成大茯苓矣。"

此种"肉引"栽培法在周密的《癸辛杂识》书中也有记述。这种栽培方法一直沿用到 20 世纪 70 年代，人工栽培主要产区为云南、湖北、安徽、浙江、四川、河南等省。

近代以来，茯苓的著名道地产区主要有云南、安徽和湖北。清代地方志《滇南虞衡志》记载："茯苓，天下无不推云南，曰云苓，自安庆茯苓行，而云苓愈少，贵不可言。"陈仁山《药物出产辨》（1930 年）载："南产者为云苓，最正地道。"因云南所产茯苓品质上乘，尤以野生于云南的云龙、剑川、腾冲等地者为著，故有"云苓"之称。安徽省所产者名"皖苓"，特别是安庆一带所产的茯苓以硕大著称，称为"安苓"。湖北所产者名"鄂苓"，传统产区位于鄂东北大别山主峰南麓，中心位于罗田县九资河，药材供应量大。福建所产者名"闽苓"。

从 20 世纪 70 年代末至 90 年代末，茯苓栽培技术的改进，主要表现在采用人工分离培育的"菌种"代替传统的"肉引"作为种源。从此形成"菌种栽培"的现代方法。

茯苓生长伴松根，那是自然状态的茯苓。杜甫曾写下"知子松根长茯苓，迟暮有意来同煮"的诗句。现今，当下，野外松树下，还能不能采挖到野生茯苓？

我国地域辽阔，野生茯苓资源较为丰富。采集野生茯苓，可以充分利用自然资源，增加药材来源，但这仅仅是其中的一个方面；更重要的是，野生茯苓是有性繁殖后代，生命力旺盛，抗病力强，是茯苓菌种的理想原始材料。

茯苓的菌丝可随松根蔓延，有在适宜处结茯苓的特性。在茫茫林海中，到哪里去寻找野生茯苓？古人早已看透了天然野生的茯苓与松树的关联现象，对如何判断产苓的松树积累了宝贵的经验。

据称，凡根下结苓的松树，叶必萎黄，或发红色，松树附近地面有白色菌丝，此即松之精气凝聚结苓之兆，药农望之而知为有苓，是多年积累的采药经验。根据采苓实践和老药农的经验，野外寻找结苓的松树或松根，须注意以下特征。

一、活松树一旦被茯苓菌丝侵入，松针会由绿色变为枯黄苍老，并成丛密集。

二、松树砍伐后，松根三至五年不朽，木质部呈紫黄色，无松油气味，一击即碎，附近可能会有茯苓。

三、挖掘松根，见其横断面即木质部呈棕红色，不朽不蛀，可能会有茯苓。

四、松树棵附近不长草，或原有野草先后枯死，小雨后很快干掉的地方，可能存在茯苓生长。

五、松树树根周围，仔细寻找有淡白色的白膜（即茯苓子实体形成的早期）或白色蜂巢状子实体的地方，可能会有茯苓。

六、松树主根附近地面，出现裂缝，可能系苓块在表土下浅处生长，苓块膨大使得土壤开裂，可根据裂缝的方向采挖。

七、把带槽的铁条插入松根处土中试探，如遇茯苓，苓肉会粘住探条，有不易拔出之感，探条拔出后槽尖附近有白色苓末者，说明地下结有茯苓。

"早晚相随去，松根有茯苓。"识其物，知其用。人类只有充分认识自然，然后才能物尽其用。

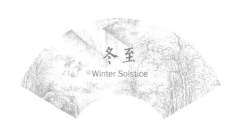

Winter Solstice

冬至日在公历 12
月 21 日、22 日或
23 日。一般是农
历十一月的第二
个节气。

冬至节气里，有
着冬至日采女贞
子的本草物候。

冬至采来
药效全 ／ 女贞子

二十四节气中，有两个节气的白天和
黑夜出现最短与最长的转换，那就是夏至和
冬至。

冬至日，是北半球白天最短、黑夜最长
的一天。"冬至一阳生"，过此之后，白天慢
慢变长，直到夏至。

四时八节有冬至。"冬至冬至，天之生
日。数过九九，春来燕至。"

在这特殊的节气里，有特殊的药材到了
最佳的采收时节。那就是女贞子。

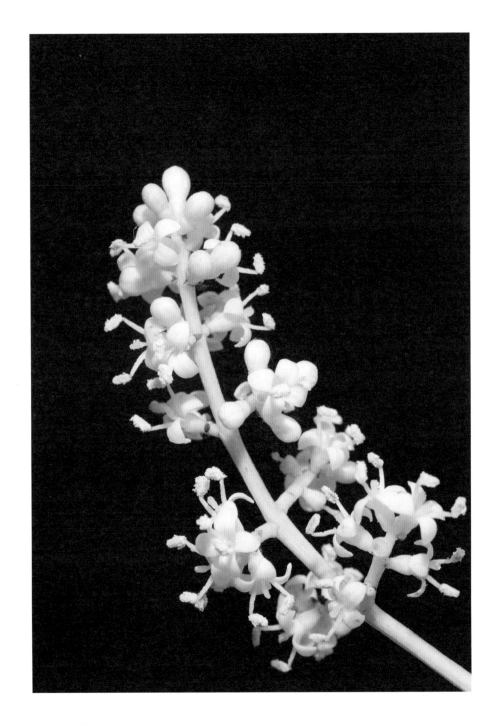

◯ 老中医的仪式感

一年中最短的白天，接续的正是一年中最长的黑夜。

今天是冬至日。冬至是节庆，冬至大如年。节日饮食中，南方有汤圆，北方有饺子。

"天时人事日相催，冬至阳生春又来。"

老伴要准备包饺子的馅啊面啊，更有丰富节日菜肴，今天不是一般的忙碌。身为中医的柳大爷对此不感冒，他念叨了这两句唐诗，然后拿起惯常使用过的布兜子，要出门去采女贞子。

"冬至采女贞"。这在中医而言，就是脱口而出的一句口诀。

神农尝本草，本草万世传。道法自然的中医，它所取用的治病的各种中药材，它们生长有其地，采收有其时。结女贞子的女贞树具有凌冬特性，深为人们赞美和敬仰！

"女贞之树，一名冬生。负霜葱翠，振柯凌风。"

这是晋人苏彦《女贞颂》中的语句。自古以来，女贞就以其凌冬的特性而受到赞美。有着傲寒特征的女贞，它所结出的女贞子，更是时间节点特别鲜明的一味中药，采摘它的最佳时节，就在冬至日。

柳大爷来到山坡上，采摘低矮女贞树上的女贞子。那儿的生长环境最好，远离尘嚣。女贞的果穗那叫一个多，密密麻麻的。采摘女贞子，

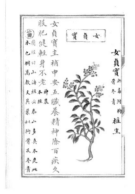

女贞实列《本草品汇精要》木部上品，所绘"女贞实"彩图示女贞树枝花果的特征。

简直就是幸福的收获过程。柳大爷只用到一个简单的小工具，那是一柄不长不短的铁丝钩。除了它，比起平常的穿戴，柳大爷只不过带上了一副劳作的手套。小树最近处的，连钩子都用不到，在女贞子果穗的底部，轻轻一折，干脆的枝条就断裂了。那一嘟噜的女贞子就进入到口袋中去了。

冬至日的阳光，好像比其他时候更让人觉得宝贵。采药又应诊的日子，柳大爷过得很充实。柳大爷心中念想着，这女贞可真是奉献人类的好树啊！它结果太多，累累果实足以显示出它的慷慨大方，仿佛害怕太少了会不够小鸟和中医药用似的。

感恩大自然，取用大自然。面对着取用不尽的女贞子，柳大爷其实也是挑剔的。他选择那些树形很顺眼的，树叶看上去生长得厚敦敦的，女贞子果实特别像小腰子模样的，而且果穗干得最皱的那些。要有选择地让它们"进入我的口袋来"。

柳大爷对女贞再熟悉不过了：女贞的花期很长，那些贪图让人们欣赏花朵到最后时刻的，它的果儿自然成熟的太晚，不够饱满的是不会摘取它的。选择女贞果，只要它最好的。

一年中最短的白天，是女贞子成熟到最

美好的时刻。柳大爷采摘了满满一大袋子的果实。他把紧袋口，把它扛在肩上，步伐轻松地向家中走去。

柳大爷有一个与普通人不太一样的大名。他叫柳岸容。他家祖上好几代都是中医大夫。他的爷爷当年很出名，当他的孙子出生时，老爷子特别高兴，专门请被他治好病的一位名人，为孙子起了"岸容"的大名。据文化人解析，此名用典大有来头。

今天的晚餐，不仅有饺子，还有美酒。今天既是冬至节，还是柳大爷的生日。所以，在柳家，这一天是非常特殊的节日。许多年来，无论怎么过，谁都不能影响柳大爷去采摘女贞子。

冬至日采女贞，承载了柳大爷生命中庄重的仪式感。

◠ 荣登襄阳的市树

女贞是中国本土原有的树种。

女贞原生态广泛分布于长江流域，如江苏、浙江、湖南、福建、广西、江西、四川等地，尤以长江以南地区多见，它的栽培范围更扩大到华北、西北等地区。

女贞树四季婆娑，具有观赏价值。园林绿化中，女贞树是应用较多的乡土树种。用女贞树绿化城市环境，有一个地方对它最是看重，那就是湖北省襄阳市。女贞树与紫薇花分别被选为襄阳市的市树和市花。

襄阳市的市树为什么专门选中了女贞树呢？襄阳人总结它有许多的好处：适应性强，生长较快，四季常绿，枝干扶疏，枝叶茂密，树形整齐，婀娜多姿，孤群咸宜。

中国本土分布的女贞，又叫大叶女贞或高杆女贞。女贞为常绿小乔木，一般高 6 米左右。单叶，对生，全缘，革质。叶多为卵状椭圆形或披针形，革质而脆。初夏 6 月至 7 月开白花，圆锥花序顶生。浆果近肾形，10 月至 11 月成熟。

6 月、7 月份是女贞开花的时节。它的花白色或带点青黄色，繁密而细小，显得太琐碎，但整个花序却显得白花花的一片。女贞的花香，比不上丁香花那样浓烈又远播。如果有意地去嗅闻它，人们发现，它的香味有些甜丝丝的感觉，但伴随有点怪怪的滋味，仔细体味，好像并不是那么高贵典雅、清香悠远，而是酽酽的，有些冲鼻子的感觉，所以就有一些人对她不怎么喜欢。

花期过后，女贞结出的果穗累累的，果儿由小慢慢长大，从青绿变得紫润，又脱水皱缩成黑色，略呈肾形。

女贞树，可赏花，可采果。女贞的花语就是生命。因为它的果实，在整个冬季都不会从树枝上掉下来。正是这样的特性，令鸟儿在寒冬缺少食物时，能够吃到女贞的果实，从而维持生命。

◯ 来自贞女的象征

鲁国漆室女为国家的内忧外患担忧，却不被理解。她看到葱翠的女贞树，触景伤情，抚琴而歌：

"菁菁茂木，隐独荣兮，变化垂枝，含藟英兮。修身养志，建令名兮，厥道不移，善恶并兮。屈躬就浊，世疑清兮，怀忠见疑，何贪生兮？"

漆室女借女贞树表达了自己忠贞的志向。此曲后被东汉蔡邕《琴操》收录，即古琴曲九引中的《贞女引》，此歌又被称为《女贞木歌》。

在漆室女之前，女贞树又何以被叫成了女贞呢？其原由，可指向口耳相传的民间演义，所流传的一对痴情男女感人的故事。

话说在久远之前，江南锦城曾有一书生，在一员外家教书。此家家族中有一闺秀，知书懂礼，对书生很是倾慕。书生也对秀女产生出爱慕之心，二人欲修百年之好。此事并不为员外所知。就在书生赶考远行之时，员外听取媒妁之言，把女儿许配给本地的一家富户。秀女既不得见书生，又反抗不得父母之命，郁郁寡欢，偶得重病而不治，竟然殒命而去。

谁知这书生远行赶考，也是经历了人生的一段巨大苦难，数年之后才回到锦城之地。当他得知与秀女已经是生死两隔之后，竟然茶不思饭不想，变得恍恍惚惚。他天天到秀女的墓上发呆，一待就是一天。书生思情太浓，忧郁成病，他的头发慢慢变得花白，身体也瘦弱不堪，马上就要垮掉的样子。

从秋到冬，这一天书生在秀女的坟

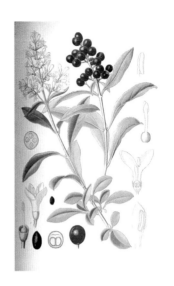

德国植物艺术家奥托手绘的普通女贞彩图，载入《奥托手绘彩色植物图谱》，其品种与中国女贞不同。

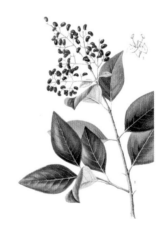

赵晓丹所绘女贞子植物科学画，主要展示果枝，花朵单独表现。

前凭吊。寒风侵体，腹中饥鸣，他双眼盯着坟头上长出的那棵小树，让他产生出奇怪的想法：现在已近寒冬之时，为什么树叶还是绿的呢？尤其是树枝上，结满了累累的细果，它们黑色带灰，却紧密成束。书生摘下几颗尝尝，喏，虽苦犹甜。吃下这些小果后，他慢慢觉得精神不一样了。从这天开始，他每天都要摘些小果嚼食它，想不到他的身体慢慢地恢复了康健。发白的毛发慢慢恢复了黑色。这是秀女之魂化为树果救了我的命啊。书生想到这儿，就给这棵树起名为"女贞"。后来，人们自然把女贞树结出的救命果叫成了女贞子。

凌冬青翠。明朝伟大的药物学家李时珍，在他的巨著《本草纲目》中，正是这样描述女贞子名称由来的：

> "此木凌冬青翠，有贞守之操，故以女贞状之。"

女贞子，能救命，自然也就成为中医一味治病的良药。女贞的成熟果实即药用的女贞子，又名女贞、女贞实。它可是《神农本草经》中收载的上品药，对它的记述特别强调了其滋补特性：

> "女贞实：味苦，平。主补中，安五藏，养精神，除百疾。久服肥健，轻身不老。生山谷。"

如此看来，女贞子完全就是一味"补养药"嘛！古人其实就是这样认识它的。现今对其药性的认识是，味苦、甘，性平，具有补肾滋阴、养肝明目的功效，在中药里属补阴类药物。

原来，单名的梣（yú）是女贞的古称。用它滋补祛疾，自然可获得如《诗经·小雅·南山有台》中所咏唱的长寿与快乐共享的美好生活：

南山生枸树，北山长女贞。君子真快乐，那能不长寿。君子真快乐，子孙天保佑。据《毛诗注析》：楩，今名女贞。

"南山有枸，北山有楩。乐只君子，遐不黄耇（gǒu）。乐只君子，保艾尔后。"

女贞存"贞"，由贞女而来的缘由，在民间就产生出了对女贞的尊崇。如古代有"贞女慕其名，或树之于云堂，或植之于阶庭"。

"冬至一阳生"，因为女贞子到了冬至时节果实完全熟透，味全气厚，此时采集的女贞子药材品质最佳。因为是阳生的节气，所以诗圣杜甫的《小至》诗句说："岸容待腊将舒柳，山意冲寒欲放梅。"

◠ 女贞名方二至丸

基于冬至采女贞，女贞子药材大多于冬至日前后集中采收。此时它粒大、饱满、色紫黑，质地坚实，品质最佳。从中医学认识有"黑入肾"之说，冬季采摘的女贞子，它的颜色呈紫黑色，其实也可以预示在成分上应当与秋天所采的青绿色的种子有所不同。

女贞子为清补之品，主治肝肾阴虚所致的头目昏眩、耳鸣耳聋、须发早白、腰膝酸软等症。《本草纲目》说它能"强阴，健腰膝，变白发，明目"。现今的中医临床常用它来治疗慢性肝病。

女贞子有滋补肝肾、强壮腰膝的功能，主治肝肾阴虚所致的头晕目眩、须发早白、风湿性疼痛、腰膝酸软等症，治疗老年病症较常应用。

"冬至一阳生"，又冬至采女贞。这联系到含有女贞子的著名成方——二至丸。

此"二至"专是指夏至和冬至两个节气。女贞子到了冬至果实熟透，味全气厚，此时采集为佳。旱莲草为草本植物，盛夏时茎叶繁茂，叶黑汁足，所以夏至时采集最佳。由蒸女贞子、墨旱莲两味中药等量组成的小方二至丸，是滋阴补肾的一首方剂。以两味药的采集时间而命名。

二至丸具有益肝肾、补阴血功效。主治肝肾阴虚，症见口苦口干、头目眩晕、失眠多梦、遗精体倦、腰膝酸软、须发早白等。二至丸作为补益肝肾的良药，一直被医家所推崇。

少白头，多发生在辛苦学习或劳作的青少年身上，中医往往把原因归于肝肾的虚损。二至丸在治少白头时，也经常被用到。典型事例就有

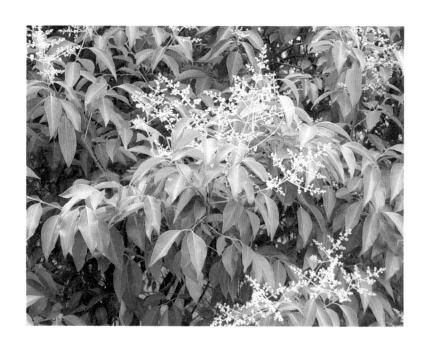

北京中医药大学罗大伦博士的以身说法。

罗大伦当时在北京中医药大学读博士，他当时还参与北京电视台养生堂栏目。他介绍自己的乌发经历：

做博士到了最后阶段，他感到非常辛苦。要搞科研，很多内容都不是中医的东西，涉及颜色科学、计算机分析等，辛苦到连夜干，结果头发白得很厉害，到剪头的时候，理发师总是劝他，焗油吧，你看看，剪下去像下雪一样。

但是罗博士认为焗油的染料对人体很不好，就一直拒绝使用。等到博士毕业后，他就在家里给自己开方子，用的是二至丸处方，女贞子30克、墨旱莲30克，每天熬水当茶喝，三碗水熬剩两碗。据他自己描述，"我大约服用了一年，结果头发变黑了很多，理发师再也不劝我了，而且还向我咨询，怎么弄的，他也想搞搞。回家以后，母亲也说，你头发怎么黑了？那天拍节目，大家都过来看，原来还真是黑的。当然，没有完全黑，还有残余，但是和以前比好多了。"

说到二至丸，往往有人把它的创制，归到明末安徽有位叫汪汝桂的中医身上。说他曾经自身验证了墨旱莲与女贞子制成药丸的疗效。后来，汪汝桂遇到老乡汪昂，将药方告诉汪昂并使用，就被汪昂记录在了《医方集解》书中。其实，无论是汪昂还是汪汝桂，都不是二至丸的创立者，他们只是其受益者。粗略考证可知，在他们之前，二至丸的成方早已经在流传了。

二至丸出处，年代最近的说出自清朝汪昂《医方集解》，该书成书于1682年，这是最不准确的一种说法。此方早在明朝，就已经有多处记载了，如王三才《医便》成书于1569年，刊于1587年；王肯堂《证治准绳》，又名《六科准绳》，约成书于万历三十六年即1608年。这都远早于《医方集解》。然而，这些也还不是最早的记述。比它们再早的，就有明朝吴旻所辑三卷本的《扶寿精方》，刊于1530年。这要早于《医方集解》150年以上。

二至丸成方的流传，竟然经历了如此复杂曲折的历程，而且还不单是文献的流传，其中还应当伴以具体的应用与验证。而临床疗效，是最终成就一首古方扬名立世的根本。

不同的时节，成就不同的药材与成药。冬至节，成熟女贞子，成就二至丸。从万物中寻药，中医人就是从不同的时节，去寻找不同的"精彩"，成就不同的药方，成其法，合其理，最终收获非凡的治病疗效。

在学习中药的实践中，从基础所构筑的进阶层次，往往沿袭这样的走向：药－方－法－理，稍作展开即从药味－处方－治法－病理，这个病理它是中医所认知的即"病机"。即它是识药、组方、成法、合理的过程，如此为治病服务，与医理诊断衔接起来。这样的认知过程，恰恰上升成为中医学方药运用原则中的"理法方药"。

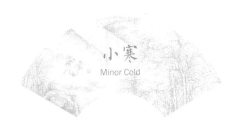

冬日闲坐 嚼核桃 / 核桃

阴盛阳动仍闭藏
小寒日在公历1月
5日、6日或7日。
一般是农历十二
月的第一个节气。
冬日吃核桃果的
习俗，也应对了
小寒节气里的本
草物候。

冬日闲坐嚼核桃。

要想从物性悟核桃，怎么办？

观察核桃树，你可以瞅其他的时间。或
观察它发芽，或观察它开花，或观察它结
果。如今的冬日，你需要吃点核桃补一补。
可以砸开核桃果，细瞧它那颇似大脑的核桃
肉，然后把它送入口中，细细咀嚼，让它化
成乳糜状，从口入胃，通过消化酶，伴着消
化液，让它在你的体内被消化被吸收……

核桃似脑，它能滋补你的大脑！

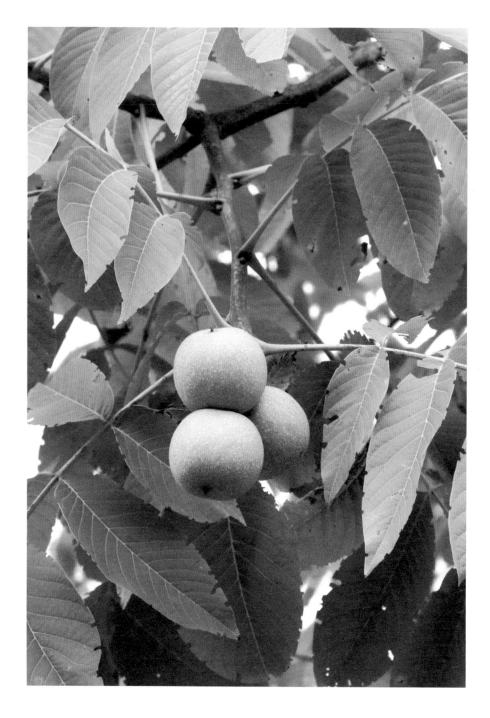

自然大师的核桃

壳儿硬，壳儿脆，四个姐妹隔墙睡。从小到大背靠背，盖的都是疙瘩被。

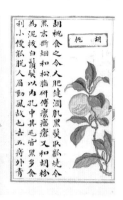

核桃仁列《本草品汇精要》果部下品，所绘"胡桃"彩图示核桃枝的叶与青果特征。

——这一首儿童趣味谜语的谜底，是核桃。是为了让儿童认识核桃。

国际上的大师也关注核桃。一百五十多年前，世界著名的自然主义大师梭罗（1817—1862）对野果作过非常细致的观察，罗列于其中的就有核桃。他说：

"那些一直在树上进入冬天的果实实在值得进行统计，并受到关注。"

冬天真是吃核桃的最佳季节。你为什么没有看到核桃冬天挂在树上？因为它那么好吃和有用，成熟后就被人们从树上敲打下来了。

如果你有过打核桃的经历，那应当是值得回味的美好记忆。若无，不妨阅读梭罗的经历与感悟：

"11月7日。我摇了两棵核桃树。一棵上的核桃已经快要掉下来了，所以一摇树，哗啦哗啦，那些核桃就从圆果里掉下来了。另一棵树似乎还没到时候，所以掉下来的不多，而且都还没有从圆果里分离出来。……不敢小看任何来自大自然的馈赠。我特别偏好核桃的那种清甜、醇和的味道，甚至认为就算每年秋天都来捡拾最小的光滑山核桃也很划算。有些核桃个儿大，还堂皇华贵，味道又好。大自然赐予的每一份礼物，哪怕再小，也应怀着赤子之心欣然接受，并且能更多看到这些礼物背后的意义，而非物质价值，才能真正理解大自然的心意。"

确实令人深深地赞叹，在大师梭罗的眼中，大自然是如此之美好，以至于——

"如果有人因为爬到核桃树上摔下伤了腰，我不会认为这人莽撞，因为他想认真采核桃。"

核桃果是珍贵的，所以在大师梭罗的眼中，"我喜欢这种果实，它们看上去就像东方的肉豆蔻。"核桃和肉豆蔻都有着坚硬的木质果壳，且都是闻名世界的珍贵物产。

核桃是好吃的坚果，中医也把它用作一味中药。核桃的作用很多。大师梭罗还把玩核桃呢，他是为了嗅闻它的香味：

"把两棵放入掌心摩擦挤压，就会闻到几乎和肉豆蔻一样的气味，不过更加强一些，也多几分粗犷，这是核桃树上结的这种坚硬如石的果子的特有防线。由于它们的香气芬芳而且浓烈，所以也是很好的香料。"

中土核桃哪里来

核桃的正名本叫胡桃，又有羌桃之称，从"胡"或"羌"印记的名字中，自然显示出了它的异域身份。这"异域"之外，是针对"中土"而言的某些地方。

大家一般公认核桃的原产地并不在中国，并述说我国引入栽培核桃的历史十分悠久。核桃的故乡是中亚地区，以伊朗为中心。一般认为，汉代张骞出使西域时将核桃传入我国。在西晋张华《博物志》书中，有"张骞使西域，得还胡桃种"的记载。

相当一段历史时期，胡桃就是它的正名。晋朝大将石勒占据中原，于公元319年建立后赵，严禁称"胡"，从此"胡桃"才改名为核桃。同时期改名的，还有原称为胡瓜的黄瓜。

现今核桃已分布全国各地，从边疆到内地广布核桃树。都说五月的鲜花开遍原野，那时节的核桃树也开花。它的雄花是绿色的，每条花穗像短的"谷穗"，在植物学上叫作葇荑花序。它的雌花单生或两三个簇生，每个核桃的"胎儿"略像鼓肚儿的微型花瓶，顶着两片小叶。仔细观察，也令人赏心悦目。

谈到我国内地有核桃的历史时，更可以联系到考古发现。

1972年，在河北发现了磁山文化遗址。在磁山遗址发掘的灰坑中，有两座坑的底部发现了树籽堆积层，里面可辨认的有榛子、小叶朴和胡桃。以往认为核桃是汉代张骞通西域时传入内地的，磁山遗址胡桃的出土，证实七千多年前河北这一带就应该有核桃存在。

公元前139年到公元前126年，张骞第一次出使西域，距今不过

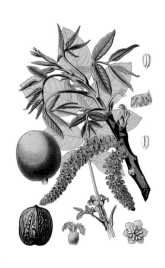

德国植物艺术家奥托手绘的胡桃（核桃）彩图。

两千多年。这足以使我们产生疑问：河北磁山遗址中七千年前的核桃，究竟是外来的还是当地原产的呢？或者它们并不是相同的品种？

我个人猜想，也许比较合理的解释应当是，它可能是一种我国分布的诸如像山核桃这样的野生核桃品种。以上猜想或假设的某些论据，后来我在《中国伊朗编》邵循正的"中译本序"中得到了共识。

"（劳费尔）驳斥……中国许多植物，不仅葡萄和苜蓿，都是张骞从西域移植来的错误见解。他主张即以葡萄而论也是经过长期过程才完成了移植的历史，因为一种植物也不是一下子就能搬过来的。"

以上论点，如把"葡萄"概念换作"胡桃"，显然也是合适的。我国内地本来早就存在核桃，也还有另外的旁证：明朝人对胡桃的名称有一种新解，认为胡桃之胡，应指"羌胡"，而古代的羌胡，又名西羌，乃今天的甘肃等地。如果这儿早就出产核桃，也就不用张骞远从中亚的西域输入了。所以在《本草纲目》中胡桃有"羌桃"的别名。

核桃补脑抗衰老

核桃久负盛名，它是坚果中的佼佼者。核桃、榛子、杏仁（扁桃）、腰果是世界四大坚果或干果。

核桃果仁即核桃仁。如果有人请你吃点核桃仁，不要想当然地认为这一定是生的。除了可以直接生吃，核桃仁可煮食、炒食、蜜炙、油炸等等，也可以榨油，还可用于配制糕点、糖果等，不仅味美，且营养价值很高。它被老百姓恭敬地誉称为"万岁子"或"长寿果"。

核桃是抗衰老的佳品。在中国人看来，首先它有补脑的作用。这缘于"以脑补脑"这样的传统认识。"同气相求"是中国哲学的认识论，中医学中有"以脏补脏"的理论，可用许多动物性中药来说明，诸如吃动物"腰子"壮腰，吃动物"肚子"益胃助消化等。在植物性中药的典型就是核桃了。谁都不可否认，那核桃果仁，多么像大脑的形状啊。所

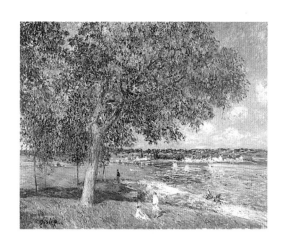

油画作品中的核桃树——《草地上的核桃树》，法国画家希斯里（Alfred Sisley）绘于1880年。

以有人专门赞美核桃，说它有着"充实的大脑"。

这种认识不是中国人独有的。外国人也这么认识过。不信，你看，威廉·克尔科在《自然界乐园》中就已经说道：

"胡桃对治疗头部疾病有所帮助，因为它看上去状似大脑。"

《自然界乐园》编撰于 1650 年，与其同时空的是中国清朝初年，恐怕这时在我们的本草著述中还很难寻到核桃补脑这样的文字记录。

把胡桃与大脑相比类，并没有在明朝李时珍《本草纲目》中找到线索。李时珍把核桃比类的却是肾，认为核桃仁"为补下焦肾命门之药"。这又是为什么呢？因为脑并不属于中医学的五脏（肝、心、脾、肺、肾）六腑（胆、胃、大肠、小肠、三焦、膀胱）之一，而属于奇恒之府（脑、髓、骨、脉、胆、女子胞）。中医学认为，"脑为髓之海"，而"肾主骨生髓"，所以核桃仁既然能补"先天之本"的肾，自然可以生髓而补脑。中医理论就是如此解释的。

古人看到核桃仁像脑髓就知道它能补脑，这种神奇究竟来自何方？

道法自然。来源于药食同源，来源于长期的应用与体验。中国哲学将"取类比象"的方法应用于认识世界，而中医学在说理之时更是将取类比象的方法应用到了极致。

中医学认为"齿为骨之余"，它与"肾主骨生髓"的理论一脉相承。核桃仁能补肾生髓而补脑，也有固齿的作用。它的固齿作用有一"小用"，可扶助因食酸而"倒牙"。李时珍在《本草纲目》卷三十中记载："食酸齿齼，细嚼胡桃即解。"

齿齼（chǔ），即牙齿伤酸的感觉，俗称"酸倒牙"，西医学称为牙本质过敏症。如果因为食酸而发生了"倒牙"，可细嚼核桃仁，生熟皆可，每次嚼一个就有效果。但应细细咀嚼，把它嚼细嚼烂，时间越长越好。

中医学还认为核桃仁"性热，不可多食"。一般人每天吃五六个核桃，即约二三十克的核桃仁已经足够了。核桃仁一次不要吃得太多，否则会影响消化吸收，所谓"贪多嚼不烂"。若过多食用则易生痰、上火，出现恶心，甚至引起腹泻，严重者会出现水样便，导致脱水。

◠ 药性温补入肺肾

怀着赤子之心，欣然接受大自然恩赐于人类的核桃。核桃仁的药用价值很高，中医对它的应用更有着独特的视角。

谈到药用，首先就要熟悉核桃仁的药性。中药药性理论，核桃仁味甘、性温，无毒，入肾、肺、大肠经，有补肾固精、温肺定喘、润肠通便、通淋化石的功效。

核桃仁属药食两用之品。它早在《神农本草经》中就已经被记述药用了？其实远没有那么早！《神农本草经》中记载有"桃核仁"，某些人张口就敢说"核桃入药出本经"云云，可能是把其中的"桃核仁"即桃仁误为核桃仁了。

核桃仁的药用必经历由食而药的认识过程。唐朝养生家孟诜著有《补养方》三卷，他认为核桃有"食之令人能食、通润血脉、骨肉细腻"的作用，基本阐述的还是核桃仁的饮食保健功用。

核桃仁最早进入本草学专著，始自北宋由国家组织编写的《开宝本草》，记述核桃仁"食之令人肥健，润肌，黑须发，多食利小水，去五痔"。除了补养，还能利水、治痔，明确将核桃仁用于治病。

清朝有位陈士铎，是浙江绍兴人，他潜心医学，以"良医济世"为勉，终成名医。嘉庆八年《山阴县志》记载："陈士铎，邑诸生，治病多奇中，医药不受人谢，年八十卒。"这位长寿的名医，对核桃仁治病和配伍用药很有体会，他在《本草新编》感叹："世人但知为食物，而不知用入于补剂，其成功更奇也。"

　　核桃仁性温且归肺经，自然能发散寒邪。这也大多被人们忽视了。安徽陈文忠医师撰"核桃肉能散风寒表邪"的短文，载于《长江医话》。他与陈士铎一样阐发了核桃仁不该被人们忽视的治病功效。

　　核桃即胡桃也，其肉一味，皆以温补为用，不知其犹具解表之功也。吾祖母早年与丁甘仁老先生有交往，素谙医理，喜与人方便，人多敬之。余每患头痛，发热，恶寒感冒之证，先佬必予胡桃散冲服取汗，汗出必解。此法当时民间妇孺皆知，以为解散风寒之良剂。胡桃散，即将核桃肉捣烂，约取一二匙，加红糖一匙。服法：热开水冲调一碗，乘热顿服，服后盖被取汗，汗出而解。考证古籍，清代王孟英《随息居饮

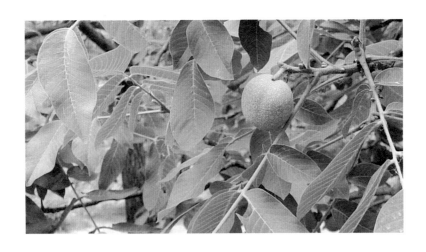

食谱》已论及胡桃肉能散风寒。曾读《本草纲目》引《谈野翁方》治风寒无汗，发热，头痛，取核桃肉、细茶、生姜等分捣烂，水煎温服，覆衣取汗。足见核桃肉能解散表邪之说，信而可证。

饮食之物，野翁妇孺，信手拈来，为我所用。药食同源，这些最鲜活最本味的体验，正是中医最本原的起始，也该是中医富有生命力之源泉所在。

⌒ 核桃仁治喘有验

曾经有一位患哮喘病的老年人，一到冷天就发作，自己试过了许多简便的办法，效果都不是很理想。后来他接受别人的验方，于每晚睡前剥两个核桃仁，不去掉仁上薄皮，再切一小片姜，同放嘴里慢慢嚼，等到像稀糊一样时，再徐徐咽下。坚持吃了一两个月，果然很有效。

有人问这是个什么办法呢？回答说这是"嚼食胡桃生姜方"，是古代一位皇帝所传的。

真的假的呀？"嚼食胡桃生姜方"用于虚寒喘咳、短气乏力等，确有效验。其实，不管是老百姓还是皇帝，知药识药，然后才能得心应手地运用。

追根溯源，其实该方不是出自医学典籍，而是源于古代的一本笔记《夷坚志》，是南宋宰相洪迈的亲历，药方则由当时的皇上宋孝宗所赐。

宋孝宗淳熙丁未年（1187）四月，六十四岁的洪迈已显年老多病之态，咳喘多痰，有次竟然耽搁了上朝。孝宗皇帝并没有怪罪他的晚到，反而针对他的病情，赐给一验方让他服用。他回到家，晚上服了核桃仁，第二天早上就"痰消嗽止"。这件事对洪迈来说体会深刻。所以不惜认真地记录了两次，一处在《夷坚志·再补》，另一处在《夷坚志·己志》，文本略有不同，后者如下：

"予以淳熙丁未四月有痰疾之挠，因晚对，上宣谕使以胡桃肉三颗、生姜三片，临卧时服之毕，即饮汤三两呷，又再嚼桃姜如前数，且饮汤，勿行动，即就枕。既还玉堂，如恩指敬服，旦而嗽止，痰不复作。（洪）辑之事亦类此云。"

其中提到洪辑之事，是用核桃仁治疗其小儿痰喘的另一则验案。嚼食胡桃生姜方针对的多是老年患者，如果病人同时存在气虚的情况，可以用核桃仁、生姜加人参，煎汤送服。

核桃仁治病，简单的有单方。单方取效，或用量大一些，或时间久一些。用它进补，更有许多的药膳食疗方供灵活选用。简单的如核桃煮粥，复杂的也有煮成汤、熬膏滋、磨成粉、制成块等多样变化。比如茶汤中加核桃，或芝麻核桃粉等，用过的百姓通过经历得到熟知。

核桃用于运动健身，就有文玩核桃。把它在手中不停在运转，既磨炼心性，也助运行气血。连长寿的清朝乾隆皇帝都写诗赞美文玩核桃是有益的养生手段：

"掌上旋日月，时光欲倒流。周身气血涌，何年是白头。"

从羌胡而来，到中原遍布，可食用可文玩，医药渊源极深远。——这就是核桃。人类再聪明，也离不开像核桃这样的一些植物精灵，不是吗？

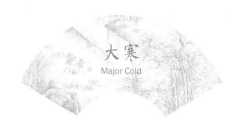

大寒
Major Cold

大寒日在公历 1 月 20 日或 21 日。一般是农历十二月的第二个节气。二十四节气中的最后一个，也意味着冬天的结束。凌冬开花的款冬花，最是大寒节气里的本草物候。

最是凌冬一种花 / 款冬花

"没有一个冬天不可逾越，没有一个春天不会来临。"

在大寒的节气里重复这句话，显得十分励志。而有一种植物，无须给她这样的鼓励，它却以自己必须"钻冻"的生物节律，成就为寒冬最美的花。

"至冬而花"能钻冻，逢过九九仍看花。她是款冬花。

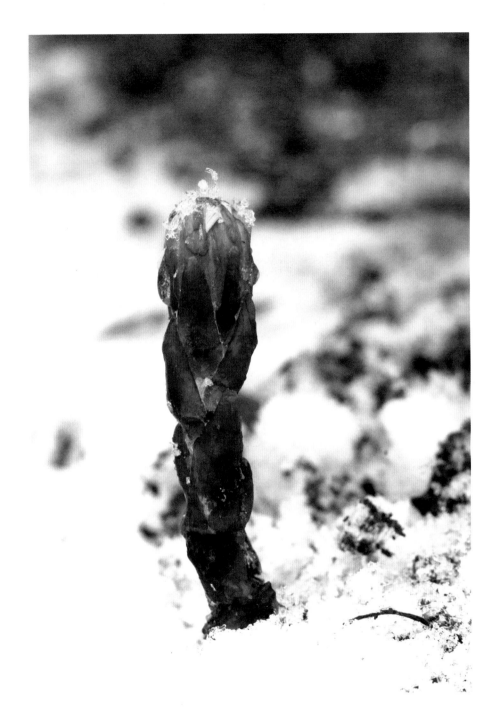

张籍诗中咏吟她

《全唐诗》三八六卷中有张籍的《逢贾岛》一诗：

"僧房逢着款冬花，出寺行吟日已斜。十二街中春雪遍，马蹄今去入谁家。"

唐代著名诗人张籍（约766－约830）于唐贞元十五年（799）三十五岁时中进士，曾任太常寺太祝、水部员外郎等职。他家境贫寒，一生体弱且多病，后患眼疾而失明，所以在当时就有"贫病诗人"之称。张籍与贾岛（779－843）是好朋友。诗人贾岛早年出家为僧，后在结识韩愈于洛阳后，在韩愈的规劝下于元和六年（811）还俗应举。

张籍的这首诗是专门写给贾岛的，那时的贾岛正在寺院中。他们相遇在长安城"十二街"的某处寺庙，春雪遍地之时，僧房中却有开放了的款冬花。此情此景，令张籍心有所感，以致行吟到野外夕阳西下之时。缘因逢着贾岛又见花，故诗成之后，干

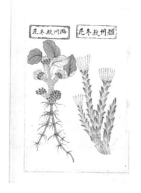

款冬花列《本草品汇精要》草部中品，所绘彩图中开黄花者为"耀州款冬花"与"潞州款冬花"。

脆以《逢贾岛》为题名。

品读此诗，对当日的情景不妨做出如下的猜测：

某年的冬末春初，残雪遍地。某日张籍外出，恰巧在寺庙中遇到了好朋友贾岛。两人在僧房中叙谈，又共同欣赏了这时正开花的一种植物。两人交谈的话题，自然也离不开鲜花的凌冬与娇艳。从"贫病诗人"张籍而言，说不准他既欣赏了花的美丽，又联想到它还是一味治病良药。因着这款冬花，令两人的谈兴不同于往日。张籍告别出寺时分，已是日落西山，但他仍然念念不忘这款冬花，骑在马上念念有词，终于得成佳句。

张籍的这首诗，反映出他对款冬花由衷的赞美。有人据此猜想，莫非张籍恰巧用到过款冬花为自己治疗咳嗽病？

⌒ 独荣于雪破冰凌

款冬花绝对属于北方野外冲破冰凌开放的一种观花植物。

苏联时期的《森林报》在描绘春季时说："在花园、公园和庭院里，处处盛开着黄灿灿的款冬。"然而，这样的美景并非容易遇见。

"在博物王国遇见中药"，是《采药去》一书的副标题。书的主人段煦又是如何际遇款冬花的呢？若非有意，又怎能领略到款冬花开放在仙境的大美景致。

初春时节，段煦向北京的野外山涧处去寻找开花的款冬。那时路上尚覆盖着冰雪，但他如愿找到了心仪中的黄花。生长着款冬花的那一处山沟，被他命名为"啤酒溪"，真的是仙境般的优美：

"这是一条比较僻静和偏远的小溪流，深处大山之间，很少有人来往，所以这里水质清澈。当山外面已经看不到积冰时，啤酒溪依旧有厚冰覆盖，有一种世外桃源的感觉。款冬毕竟是挑剔的，它只在干净的地方繁殖生长。"

读到段煦采药的这一段，也就把古人因偶遇而成就美文为款冬花作赋的往事一并牵引了出来。这一古一今与款冬花的际遇，都令人感动。

西晋文学家傅咸（239－294）写有《款冬花赋》，他在序言中说："予曾逐禽，登于北山，于是仲冬十一月，冰凌盈谷，积雪被崖，顾见款冬炜然，始敷华艳是也。"他的大美《款冬花赋》有赞：

"惟此奇卉，款冬而生。……以坚冰为膏壤，吸霜雪以自濡；非天然之真贵，曷能弥寒暑而不渝。"

款冬花药材来源于菊科多年生草本植物款冬的花蕾。别名冬花、艾冬花、九九花。款冬多野生于海拔一千米左右的山区，山谷湿地、溪流、林下潮湿山坡是它的最佳生境。它性喜凉爽、潮湿，最耐严寒。入冬后，花先叶出现，头状花序着生于花茎的顶端，紫红色的花蕾，贴生地面，其状如芽。生长出的叶片是宽心形的，边缘有齿。当它结果后，果实有白毛，类似蒲公英。不言自明，凌寒而开花，款冬花可是极具观赏性的一种花儿。

款冬供药用，最早载于《神农本草经》，列在草部中品。除了这部最早的本草典籍，它又在哪些早期文献中出现过呢？辞书之祖的《尔雅》中有"颗冻"，说明当时尚未明确记述款冬之名，郭璞注其为款冬。《尔雅》成书的上限不会早于战国，其下限不会晚于西汉初年。

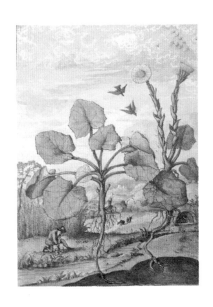

16世纪意大利植物科学画画家盖拉尔
多·齐波的款冬花绘图，背景描绘农
人在小溪旁采挖款冬花。

　　汉魏之际张揖所撰的《广雅》中有款冬之名，记载"此草冬荣，忍
冬而生，故有款冬之名"。但晚出于西汉时期的《楚辞》。《楚辞》第
四十九篇《九怀》中的"株昭"，有"款冬而生兮，凋彼叶柯"，大意是
述说"款冬在严寒中开花之时，百花香草已是枝叶凋残"。据此认为，
款冬之名最见已于西汉时期。

　　明朝李时珍《本草纲目》释其名说："款冬生于草冰之中，则颗冻
之名，以此而得。后人讹为款冬，乃款冻尔。款者，至也，至冬而花
也。"李时珍认为，最早的颗冻之名因误传，而令此花得名为款冬。除
了颗冻和款冬，它的别名还有如冬花、艾冬花、钻冻、九九花、九尽草
等。它的药材因是连根部采收，数朵花蕾相连，近代根据它的药材性状
又多称之为"连三朵"。

　　甘肃天水一带，把款冬花叫成了"看灯花"，意思是元宵节看灯之
时，正是款冬花开放的盛期。有人赞美款冬花是"藏于土而不显，出

于泥而不染，居于冰雪而不畏寒"。宋代寇宗奭（shì）在《本草衍义》中记载款冬花时说：

"百草中，惟此不顾冰雪，最先春也，故世谓之'钻冻'，虽在冰雪之下，至时亦生芽。"

显然，凌冬、傲雪、不畏寒的特性，已足以让人们对款冬花刮目相看了。然而，它还是一味治咳良药。

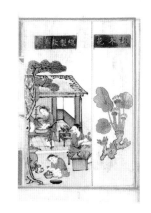

《补遗雷公炮制便览》中款冬花植物及炮制彩图。

◠ 花蕾润肺蜜炙佳

药材生有其地，采有其时。

采集款冬花药用，最该于冬季该花尚未出土时挖出花蕾，放通风处阴干。款冬花阴干至半干时，方除去泥土、花梗，再晾至全干。变身为药材，它依然是娇贵的：有经验的药农会告诉新手，采来款冬花忌用水洗、手摸、日晒、冰冻，否则药材变色发黑，不仅影响美观，而且影响质量。款冬花干燥后呈棒状，其气清香，味微苦而辛。药材主产于河南、河北、山西、四川、青海、内蒙古等地。

毕竟野生资源珍贵而稀缺，故款冬花的

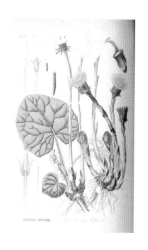

奥托彩绘的款冬花，载《德国、奥地利和瑞士植物图志》。

药材供应现今主要靠人工栽培种植。款冬花有三大主产区，分别是甘肃陇西、河北蔚县、内蒙古通辽。在库存与产新不足时，款冬花的价格往往高企，使它成为药农发家致富的"金花"。从生长习性而言，干旱年份多是款冬花的小年，若是雨水充沛的年份，往往款冬花的长势良好，有利于获得丰收。

从《神农本草经》"主咳逆上气，善喘"的记载始，款冬花就是中医常用的止咳药物。李时珍在"百病主治药"中有明确载述："款冬花为温肺治嗽要药"。

款冬花主要用于内服，而且最常用的就是蜜炙后润肺止咳。

款冬花味辛、微苦，性温，归心、肺经，功能润肺下气、止咳化痰，是润肺、化痰、止咳的良药。常用于治疗急慢性支气管炎、肺结核、新久咳嗽、喘咳痰多、劳嗽咳血等症，特别适宜于寒凉引起的咳嗽。外治从崔知悌到三奇散再到张璐，用吸其药烟的方法治愈患者多日的顽症，其用法确实是比较独特的。将款冬花经过蜜炙的炮制方法处理后，更能增强其润肺止咳作用。所以用款冬花内服治疗急慢性支气管炎、咳嗽、气喘等病症，都注明用炙款冬花。

款冬花专治咳嗽，温而不燥，且有润肺之功，所以无论病症寒热虚实，都可随证配伍使用。

清代陈修园撰《医学从众录》，以"简便易知，颇切时用"为宗旨，他的一首款冬冰糖汤体现了便捷易用。

"款冬冰糖汤，治小儿吼嗽，并大人咳嗽。款冬花三钱，晶糖五钱。将二味放茶壶内，泡汤当茶吃，自然渐愈。"

款冬花的止咳、平喘、祛痰功用，在中成药中屡有应用，如橘红丸、气管炎丸、秋梨膏等复方制剂中皆含款冬花。

款冬花治肺病，有些奇怪原因的肺病也能治。有这么一位病人，突然发病，症状是四肢厥冷，神昏不语。经手的吴孚先医生果断用重剂量的款冬花，煎药灌服，救活了病人。这是清代陆以湉《冷庐医话》中记述的：

吴孚先治王夏无故四肢厥冷，神昏不语，问之曾食瘟猪。乃令以款冬花二两，煎汤灌之而瘥。盖所食乃瘟猪肺矣。

款冬花肺经之药，可用治鼻病，这与它治咳是相通的。如《本草纲目》中收载有《普济方》含款冬花复方，用到白薇、贝母、款冬花和百部，治成散剂供内服，专治鼻塞不通。

中医膏方的盛行，令许多人看到的是膏方中的大队药味，其实这也是实际情况。如果膏方仅由两味药构成，一定是会令许多人惊奇的。

只用一花，何成百花？肺病膏方，有一首款冬熬成的"百花膏"，虽简约却不简单。用一首打油诗来推介它，正可谓：一花引领，两味成膏，润肺主打，成效百合。

这款名为百花膏的膏方，它其中只有一种花类药材，为何要叫成百花膏呢？那是因为它的另一味组成药物是百合啊！

百花膏处方源于宋代《重订严氏济生方》，又名润肺百花膏。药物组成仅款冬花与百合两味药，各等分，水煎浓缩，加蜂蜜制成膏剂。每服9—15克，每日服用二三次。功能止咳定喘，润肺生津。主治咳嗽喘急，痰中带血，津少咽干，虚烦潮热。

百花膏现代临床常用于治疗肺结核、支气管炎、肺炎恢复期、肺部肿瘤术后等病症。此膏也被拓展用于调理养生。老年人肺病多。它特别适合肺阴亏虚、久咳不止的老年人，常表现出咽干口燥、五心烦热、干咳无痰等症状。

⌒ 外治止咳效果佳

　　说款冬花的外治，就有燃烟止咳专用款冬花。

　　药随病施，法有绝妙。古人有用款冬花燃烟止咳之法，而且疗效卓著。追溯其源则早在唐代就已发明。

　　据北宋苏颂《本草图经》记载：隋唐名医崔知悌（615？—685）治疗久咳，用到药烟熏吸法，令病人将药物的烟气吸入，发挥治疗效果。具体做法是，每天早晨取款冬花一两，稍用蜂蜜拌润后，纳入茶壶中，以面密封好盖子，不使它漏气。壶下燃着炭火，待烟从壶口冒出，让病人用口含吸，吸到烟出尽为止。连续数日，一般五天一个疗程，效果肯定。

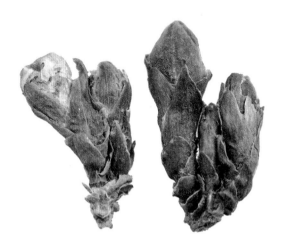

明朝李时珍《本草纲目》在序例中就称赞了款冬花的燃烟吸入止咳法。《本草纲目》的第十六卷和第十八卷中，都收载了用款冬花的吸入疗法。他载述了具体的病例：

"有人病久嗽，肺虚生寒热。以款冬花焚三两芽，俟烟出，以笔管吸其烟，满口则咽之，至倦乃已。日作五七次，遂瘥。"

如此实用妙法，得识方能流传，因此普及就显得十分重要。宋朝寇宗奭《本草衍义》曾记载了这一治法在民间流传的实例：有一人患咳嗽多日，别人就告诉了他一个特殊的治疗办法，用款冬花三两，放在无风处点燃，用管吸其烟吞之。患者取用，经过数天，果然治愈。这一事例，不仅李时珍加以记述，到了清代张璐在《本经逢原》中仍在津津有味地传颂。

可赏可采，诗中咏吟。

"空庭俱落木，独有款冬花。"这是清初彭孙贻《偶见》诗句。"前村何巷陌，到处款冬花。"这则是清朝翁纪长《夜泊》诗句。他们无论是在衰败的房舍处，还是从泊船中观望岸边巷陌，看到那黄花的款冬，都让他们感到惊艳。

张籍诗中偏咏药，名花亦药是款冬。与张籍同样有咏药情怀的，还有唐朝李德裕《平泉杂咏·忆药栏》的"野人清旦起，扫雪见兰芽。始畎春泉入，惟愁暮景斜。未抽萱草叶，才发款冬花。"明代的王佐干脆更直接地说："薄采潇湘骨，寒天障物华。世珍云母石，我爱款冬花。"

我也爱款冬花。冬天过后是春天，款冬花正是冬天中的春天！

《款冬》——H·帕甫洛娃

一丛丛款冬的细茎儿早已在小山丘上露面了。每一丛细茎都是个小家庭。早出生的细茎体态苗条，高昂着脑袋；紧挨着它们的是那些后生的茎条，显得粗短而笨头笨脑的。

还有一些茎条弯着腰，耷拉着脑袋，立在那儿，模样儿滑稽可笑——仿佛初到人间，怕见世面，还挺害羞哩。

每个小家庭都是从地下的一段根茎繁育出来的。这段根从上年的秋天就贮存了养分。现在这些养分慢慢地快要耗尽了，不过还够维持整个开花期的需要。每个小脑袋很快就要变成一朵呈辐射状的小黄花，确切地说，变成的不是花，而是花序，是一朵彼此紧挨在一起的小花。

今后小花开始凋谢，根茎里就会长出叶子来，叶子要承担起一个任务，那就是为根茎补充新的养分。

——（苏）比安基著；沈念驹，姚锦镕译。《森林报》广州：花城出版社，2016